JULIEN SOLONEL

LA FRANCE VUE PAR LES VÉTÉRINAIRES

BUCHET • CHASTEL

ISBN 978-2-283-04109-3

À Mag.
À Clara.

Avant-propos

In veto veritas

Avant d'écrire ce livre, je n'étais jamais allé chez le vétérinaire. Ce n'est pas faute d'avoir vécu avec des animaux. Ma famille en a toujours eu, et mon enfance a été peuplée de chats de gouttières, de teckels à poils de sanglier, d'une poignée de lapins et de quelques corniauds aux origines imprécises. Un de mes plus vieux souvenirs remonte d'ailleurs à une traversée épique du Pays basque jusqu'à la Seine-et-Marne au début des années 1980, sur la banquette arrière de la voiture grand-paternelle en compagnie de Jock, un tout jeune berger allemand trouvé dans un refuge. Le chiot a passé les dix heures de trajet à me vomir dessus, créant entre nous des liens indéfectibles. Plus tard, j'ai partagé avec mon frère, lorsque nous étions étudiants à Paris, la garde d'un chat, Terton, qui a ensuite eu une longue et belle vie dans la maison de mes parents. Malgré ce compagnonnage, à aucun moment je n'ai poussé la porte d'un véto. Lors des dizaines de reportages que j'ai réalisés en vingt ans de journalisme non plus.

Dans mon esprit, le vétérinaire incarnait surtout le métier dont rêvent les enfants. Vrai : selon un sondage Odoxa pour Acadomia datant d'octobre 2024, il arrive toujours en tête des aspirations des collégiens et des lycéens devant médecin et ingénieur. De manière générale, les Français adorent les médecins animaliers. Ils sont 92 % à en avoir une image positive, d'après l'Ifop. J'imaginais par ailleurs vaguement le véto comme un homme d'une cinquantaine d'années affable et érudit, soignant les bobos de caniches en centre-ville.

Voilà pour les clichés. Au fil de cette enquête, j'ai découvert une profession multiple, en prise directe avec les transformations de notre société. Car c'est toute la France qui défile au quotidien dans les cabinets des 21 494 vétérinaires de l'Hexagone. Ils sont au contact des jeunes couples et du quatrième âge, des ruraux et des urbains, des associations de défense animale et des chasseurs, des SDF et des propriétaires de haras, de ceux qui offrent des cadeaux de Noël à leur fidèle compagnon et de ceux qui lui tapent dessus. Ils ont vu évoluer les notions de solitude, de parentalité, de bien-être. Leurs années de pratique valent tous les rapports de l'INSEE. Ainsi, un vétérinaire aguerri du Sud-Ouest se souvient des paysans qui l'accueillaient avec le café quand il a commencé sa carrière il y a quarante ans. Aujourd'hui, sa venue est redoutée. Les rares éleveurs bovins qui restent dans la région voient surtout le prix que va coûter son intervention. Quand ils ne redoutent pas qu'il abatte leur troupeau en cas de soupçon d'épidémie…

Les vétérinaires ont assisté, aux premières loges, à la disparition d'une forme d'agriculture centenaire tout comme ils ont vu l'animal de compagnie – chiens et chats en tête – accéder au rang de membre de la famille, au point de recevoir régulièrement des couples trentenaires qui préfèrent élever un teckel plutôt que de concevoir un enfant. Ce changement de statut se traduit également par des soins de plus en plus poussés – et donc de plus en plus chers – qui dessinent « une médecine à deux vitesses » prévient une praticienne de Mayenne. Dans la foulée des vidéos de l'association L214 et de la montée en puissance de la question environnementale, les vétos ont aussi observé l'émergence de la notion de « bien-être animal » – ce qui n'implique pas la disparition des maltraitances et des abandons la veille des départs en vacances.

À l'occasion de mes rencontres et de mes échanges avec des vétérinaires de toute la France – plus d'une soixantaine au total –, j'ai pu constater comment certains changements sociétaux les percutent. Soigner l'animal revenant souvent à traiter aussi le maître, les descendants de Bourgelat, le père de la médecine des bêtes, dénoncent la hausse des agressions verbales ou physiques qui ont augmenté de 52 % en un an. Considérés comme de simples prestataires de services, ou comme « des nantis qui ne pensent qu'au fric » – un reproche récurrent –, ils font les frais d'une demande toujours plus forte d'exigence de résultats. Ce qui explique en partie que les blouses blanches broient du noir : ils affichent un indice d'épuisement émotionnel 1,5 fois supérieur à la population générale, et même 1,2 fois supérieur à celui des exploitants agricoles. 20 % ont déjà eu des idées suicidaires, d'autant qu'ils disposent dans leurs armoires à pharmacie des produits euthanasiques pour franchir le pas.

Tous les vétos ne vont pas mal, loin de là. Les institutions s'adaptent et les nouvelles générations sont mieux formées pour faire face à ces évolutions. Des débats sur la fin de vie aux zoos convertis au bien-être animal en passant par la lutte contre les violences intrafamiliales, le péril climatique ou l'influence grandissante des réseaux sociaux, voici une plongée inédite dans la France vue par les vétérinaires.

Chapitre 1

L'animal est une personne…

Il est bien loin le temps où le chien servait à faire la guerre, monter la garde ou veiller sur les troupeaux. Effacés les siècles pendant lesquels on a toléré les chats dans les maisons uniquement pour chasser les rats et les souris. Les anciens auxiliaires de l'Homo Sapiens sont devenus nos intimes. En France, 60 % des foyers possèdent un animal domestique selon une étude Odoxa de mai 2024, et on compte 75 millions de compagnons à poils, à plumes ou à écailles dans l'Hexagone, soit une augmentation de 10 millions en dix ans. Parmi eux, 16,6 millions de félins et 9,9 millions de canidés, ce qui nous sacre champions d'Europe. Au-delà du nombre, c'est le lien avec nos bêtes qui évolue. Interrogés en 2023 par Opinion Way, 91 % des propriétaires de chats et de chiens affirment que leur animal est « un membre à part entière de la famille ».

Dans les murs de leurs cabinets, les vétérinaires ont été les premiers à assister à cette (r)évolution. Ils ont vu l'épagneul qui a sa place attitrée sur le canapé familial – quand ce n'est pas dans le lit conjugal. Observé le chat, rebaptisé « mon chéri », dont les maîtres fêtent l'anniversaire à grand renfort de jouets et autres cadeaux. Ou encore la propriétaire, qui, sans ciller, dit devant son mari et sa fille que son yorkshire de 14 ans est « ce qu'elle a de plus cher au monde ». Sans oublier ce lapin ayant la jouissance au sein d'un appartement en centre-ville de sa propre pièce entièrement équipée avec des protège câbles, plus un grand bac à sable planté d'herbe, histoire de se dégourdir les pattes dans une ambiance « nature ».

« Des "vieilles filles à chats" ou des propriétaires fusionnels avec leur chien, il y en a toujours eu, rappelle Emmanuelle Parez, vétérinaire dans le Maine-et-Loire. Mais aujourd'hui, le phénomène touche tout le monde : les hommes autant que les femmes, et également des jeunes. » La praticienne de 61 ans, cheveux châtains et blouse blanche imprimée de petits ours et autres renards facétieux, a ouvert la clinique du Maine à Angers en 1990. Coincé entre un hypermarché Carrefour et la rocade qui ceinture la capitale de l'Anjou, le bâtiment d'un étage est décoré d'une fresque colorée représentant une girafe, un bouc et un singe sous un proverbe africain : « Si un animal vous dit qu'il parle, il ment probablement. » Depuis sa salle de consultation, le docteur Parez a assisté à l'accession des bêtes au statut de personnes. « Hier encore, un couple d'une vingtaine d'années est venu avec son american staff, un gros chien de plus 30 kg. La maîtresse n'arrêtait pas de l'appeler “mon bébé”... Mais le mieux, c'était avec un cochon d'Inde. Il gigotait pendant l'examen, alors je lui ai dit : “Dis donc, tu es un peu vilain toi !” “Comment osez-vous lui parler comme ça ?”, s'est écriée la cliente. Elle m'a mis un très mauvais avis sur Google », se désole la véto, pour qui « on attribue trop souvent aux animaux une place qui n'est pas la leur ».

Les bestioles n'ont pas toujours été aussi dorlotées, loin de là. Historien à l'université Lyon 3, spécialiste de la relation entre l'homme et l'animal, Éric Baratay souligne que notre lien avec l'animal a beaucoup évolué au fil des siècles. Pendant l'Antiquité, les Romains ont des chiens de compagnie. C'est d'ailleurs à cette période que s'impose l'interdit de les manger. Cette proximité disparaît au Moyen Âge sous l'influence de la christianisation qui fait un distinguo radical entre l'humain doté d'une âme immédiatement immortelle et spirituelle, alors que l'animal a une âme mortelle et matérielle. « Dans plusieurs versets de la Bible, le chien est d'ailleurs présenté comme un animal impur et dangereux dont il faut se méfier », détaille l'historien. Médor opère son retour à nos côtés lentement à partir de la fin du Moyen Âge *via* l'aristocratie. Puis se diffuse au sein de la bourgeoisie au XIXe siècle. Le XXe siècle, notamment sa seconde moitié, voit migrer les épagneuls, chihuahua et autres beagles, de la niche au canapé. Voire jusqu'au lit.

Le chien est donc passé de l'utilitaire au toutou « membre de la famille ». On lui attribue un prénom humain – Nala, Rio et Simba occupaient en 2023 le top du classement –, on lui offre des calendriers de l'Avent ou des pulls pour Noël. Le mouvement concerne davantage les villes, mêmes s'il n'est plus rare aujourd'hui dans les campagnes de voir un agriculteur prendre son chien à ses côtés dans son tracteur.

Le parcours des félins a été plus sinueux mais a conduit au même endroit : sur nos genoux. Associés aux sorcières et au diable à l'époque médiévale, les chats sont néanmoins tolérés dans les greniers et les fermes parce qu'ils chassent les souris. Les matous vont eux aussi faire leur trou – et leurs griffes – à nos côtés au siècle dernier. Jusqu'à dépasser leurs ennemis jurés : alors qu'on comptait environ deux tiers de chiens dans l'Hexagone pour un tiers de chats dans les années 1970, le rapport s'est inversé depuis. Moins contraignant – pas d'obligation de le sortir pour faire ses besoins, et, quand on part en week-end, il suffit de lui laisser sa gamelle pleine –, le félin « a été le grand bénéficiaire des 35 heures et du vendredi de RTT », relève Vincent Coupry, véto à Cholet (Maine-et-Loire).

Le 16 février 2015, la loi est venue consacrer ce nouveau statut de l'animal. Ce dernier est désormais reconnu par le Code civil comme « un être vivant doué de sensibilité ». La crise du Covid, qui s'est traduite en 2020 par un boom mondial des adoptions – suivi par un nombre record d'abandons post-confinements –, a parachevé la transformation de nos compagnons à quatre pattes en véritables sujets. À la fin de son livre *Faire famille*[1], la philosophe Sophie Galabru parle ainsi de « famille hétérospéciste ». Elle écrit : « En adoptant un animal il y a près de quinze ans, j'ai appris malgré moi à dialoguer avec un autre monde, une autre façon de percevoir et de m'apparenter [...]. Le rapport à l'animal fait partie intégrante de cette difficile entreprise qu'on appelle l'amour de l'autre. »

Les raisons de cet avènement « sont liées à des évolutions profondes de la société telles que perte de lien avec la nature et le sauvage ou encore la réduction de la taille des familles » explique de son côté Christophe Blanchard, sociologue à l'université Sorbonne Paris Nord et, chose rare pour un universitaire, également maître-chien. « Dans un monde en pleine mutation où les relations humaines sont fragilisées – il suffit de voir

---

1. Sophie Galabru, *Faire famille*, Allary Éditions, 2023.

l'augmentation des divorces –, l'animal peut constituer une valeur refuge. Le "retour sur investissement" émotionnel est quasi immédiat. Si vous traitez bien votre chien par exemple, il va vous vouer un amour inconditionnel qui peut combler le manque affectif et les angoisses liées à un environnement mouvant. » Un jour de Noël 2023, la vétérinaire Audrey Hervey fait monter sur sa table d'auscultation un berger allemand qu'elle suit depuis longtemps pour des problèmes de pancréas. « À l'issue de l'examen, je préconise la surveillance du régime alimentaire du chien, et précise surtout qu'il ne doit pas manger de gras. La cliente s'exclame : "Ah non, mais comment on va faire pour la dinde du réveillon ?" Je réponds que ce n'est pas grave, que ça en fera plus pour ses convives. » « Mais c'est sa dinde à lui ! », rétorque la maîtresse. La vétérinaire finira par proposer un compromis : pas de peau, ni de sauce cette année pour le berger allemand. Que du blanc de dinde…

Rien d'étonnant si le parti animaliste a recueilli 2,2 % des voix aux élections européennes de 2024. Cette affection parfois démesurée pour les bêtes serait-elle le signe d'une époque marquée par le recul des grands engagements collectifs – la politique, la religion… – au profit d'une forme d'individualisation, de retour sur soi ? À travers l'analyse des résultats du vote pour le parti animaliste aux européennes en

2019[2], Jérôme Fourquet y voyait déjà un symptôme de son *Archipel français*[3]. Soit un pays multiple et divisé, où chacun vit sur son île. Les boules de poils, symboles de l'ultra-moderne solitude... C'est également ce que pense Caroline Dabbas, vétérinaire depuis trente ans à Langon (Gironde), à quarante kilomètres de Bordeaux. « Je constate un délitement du lien social, un monde plus compétitif et plus dur, avec un nombre croissant de gens seuls pour qui le chien ou le chat est l'unique présence. Mais aussi des couples qui ont moins d'interactions sociales autour d'eux et se recentrent sur la sphère privée et leur animal. »

Ce dernier est même devenu « l'enfant de la famille », constate Audrey Hervey depuis son cabinet brestois. On le choie, on le chérit, on le gâte. On peut aussi lui réserver une place dans la maison. Comme ce couple d'une trentaine d'années et leur chat, un bengale à la jolie fourrure léopard que la vétérinaire suit pour une maladie chronique intestinale depuis son adoption. Monsieur est français, madame d'origine indonésienne. Très beaux, bien habillés, pas de soucis de revenus. Un jour, la maîtresse sort son téléphone et

2. « L'électorat animaliste : nouvelle île émergente de l'archipel français », fondation Jean-Jaurès, 2019.

3. Jérôme Fourquet, *L'Archipel français : naissance d'une nation multiple et divisée*, Seuil, 2019.

montre à Audrey Hervey la photo d'une pièce de leur maison. « Elle devait faire 30 m^2, elle était plus grande que mon salon. » À l'intérieur, plusieurs arbres à chats, un parcours d'obstacles, des jeux, des passerelles, etc. « La dame m'a dit qu'elle ne pouvait pas tomber enceinte… » L'adoption d'un animal peut alors se révéler aussi perturbante que la naissance d'un « vrai » bébé. À Langon, Caroline Dabbas cite l'exemple de couples de jeunes gens complètement bouleversés par l'arrivée d'un chiot dans leur foyer. Stressés, démunis face à ses pleurs, s'interrogeant sur la façon de bien le nourrir, ils ont contacté la clinique plusieurs fois au cours de la première semaine d'adoption.

Comme eux, un nombre grandissant de nos compatriotes décident d'avoir un animal de compagnie plutôt qu'une progéniture. Difficile à quantifier, cette tendance, largement citadine, est confirmée par tous les vétérinaires que j'ai interrogés. Pour le sociologue Christophe Blanchard, « le rythme accéléré du quotidien, l'allongement des études, les naissances plus tardives expliquent que certaines personnes vont investir sur leur chien ou leur chat ce qui avant relevait de la parentalité. De prime abord, on pourrait trouver cela cocasse, voir se moquer un peu d'eux. Mais ils illustrent des changements durables dans nos modes de vie ».

Hélène Gateau est la cheffe de file – de meute ? – de ces « *pets parents* ». Dans son livre *Pourquoi j'ai choisi d'avoir un chien (et pas un enfant)*[4], l'ancienne vétérinaire raconte son quotidien avec Colonel, son « fils poilu » comme elle le surnomme. La chroniqueuse et journaliste de 42 ans « chez qui l'idée d'avoir un enfant n'a jamais éveillé quoi que ce soit » y décrit les instincts maternels qu'elle ressent en revanche pour son border terrier « attendu, désiré » ; argumente, études scientifiques à l'appui, sur la nature de cet attachement ; compare avec humour les contraintes que représentent la responsabilité d'un chien et celle d'un petit d'homme (spoiler : l'animal gagne haut la patte...). Sa parole, lucide et décomplexée, trouve un écho. Son public : « principalement des jeunes couples, des femmes célibataires ou des couples homosexuels » estime Hélène Gateau. Parmi eux, des « *dog mums* », mais aussi 60 % de « *cat mums* », et même quelques « *bunny mums* ». « Je reçois tous les jours des messages de personnes qui me remercient d'avoir mis des mots sur la relation qu'elles ont avec leur animal. Elles me disent : “Grâce à vous, je ne me sens plus anormale” », ajoute-t-elle quand je la rencontre à l'hiver 2024 dans un café où elle a ses habitudes en bas de son

4. Hélène Gateau, *Pourquoi j'ai choisi d'avoir un chien (et pas un enfant)*, Albin Michel, 2023.

appartement, dans les beaux quartiers de la capitale. Son Colonel, pour une fois, n'a pas fait le déplacement et s'octroie une petite sieste quelques étages plus haut. Long manteau à carreaux, tunique à fleurs stylisées et veste en sherpa, la blonde quadragénaire au look de Parisienne branchée ne colle pas du tout avec l'image qu'on se fait d'une « mémère à chiens ». « J'ai aussi reçu le témoignage très émouvant d'une femme de 35 ans, qui a subi un cancer de l'utérus et qui s'est battue des années pour concevoir un enfant, sans succès. Avoir un chien lui a permis de faire le deuil de cette maternité qu'elle désirait tant », reprend Hélène Gateau. Qui a aussi enduré son lot de commentaires injurieux sur les réseaux sociaux.

Alors que le président Macron en appelait début 2024 au « réarmement démographique » de notre pays, Hélène Gateau et ses semblables sont parfois accusés de faire baisser la natalité dans l'Hexagone. En janvier 2022, le pape François lui-même s'inquiétait de cette évolution des sociétés occidentales : « Les chiens et les chats prennent la place des enfants. Ce déni de la paternité et de la maternité nous rabaisse, nous enlève notre humanité », a déclaré le souverain pontife lors d'une audience générale au Vatican. L'historien Eric Baratay est loin d'être aussi alarmiste que le Saint-Père. « Qu'il y ait un début de mode au sein des grandes villes, d'accord, mais de là à lui attribuer le recul des naissances, je ne crois pas. Ne serait-ce que parce que le nombre de chiens ne fait que reculer en France, passant de 13 millions dans les années 1970 à moins de 10 millions aujourd'hui. Par ailleurs, les études montrent que c'est dans les familles avec enfants qu'il y a le plus d'animaux », précise-t-il. Le « grand remplacement » des bambins par les boules de poils ne relève donc, lui aussi, que du fantasme.

En revanche, la tendance est à l'infantilisation de nos compagnons à quatre pattes, notamment des chiens. Pour prendre soin de leur toutou quand ils sont au travail, les *pets parents* louent les services de nounous à la journée - pardon, de « *petsitter* » - ou les inscrivent dans des crèches comme celles des Belles Truffes (Puteaux) ou Alpha Dogs House (Paris 1er), qui jouent à fond sur les codes de la petite enfance. D'autres les emmènent au bureau, de nombreuses entreprises, et pas des moindres s'affichant « *dog friendly* » : Nespresso, Google, Back Market... Depuis octobre 2023, les 48 salariés de Wamiz, un site Internet spécialisé consacré aux animaux domestiques, disposent quant à eux de trois journées de congés pour s'occuper de leur compagnon poilu quand il est malade.

Cette anthropomorphisation va jusqu'à modifier les caractéristiques physiques de nos « meilleurs amis ». Ces dernières années, Corinne Bisbarre a vu débarquer dans son cabinet de Gradignan « de plus en plus de bouledogues français ou anglais, de carlins, de boston terriers et de cavaliers King-Charles ». Les points communs de ces races à la mode, outre leur format mini qui permet de les trimballer dans un sac ou le panier d'un vélo ? Leur crâne aplati et élargi, leur face écrasée, leur nez court et leurs yeux arrondis et rapprochés les faisant ressembler à des chiots toute leur vie. C'est ce qu'on appelle la néoténie : la persistance des traits juvéniles à l'âge adulte. Cela me fait invariablement penser au dessin animé *Baby Boss*. Dans ce film génial des studios Dream Works sorti en 2017, Puppy, une firme spécialisée dans le domaine canin crée un « chiot éternel » qui ne vieillit pas. Objectif : prendre la place des bébés dans le cœur des parents…

Surfant sur le succès des chiens de poche au faciès attendrissant – les vrais, pas ceux de *Baby Boss* –, des éleveurs ont essayé, grâce à la sélection génétique, de les faire se rapprocher le plus possible des nourrissons humains ! Problème de la course à l'humanisation : ces races dites brachycéphales (celles qui ont justement ces têtes écrasées) présentent des pathologies importantes. Notamment des ulcérations de la cornée, des troubles respiratoires, digestifs et cutanés, ainsi qu'une espérance de vie réduite ou des difficultés de reproduction. À tel point que la Norvège a interdit en 2022 l'élevage des cavaliers King-Charles et des bouledogues anglais. « Depuis trois ou quatre ans, on retrouve le même phénomène avec les lapins minilop, complète Emma Monge, vétérinaire au service des nouveaux animaux de compagnie du centre hospitalier universitaire de Toulouse (Haute-Garonne). Ce sont des lapins de type béliers nains pesant 1 ou 1,5 kg, très mignons avec leurs oreilles tombantes et leur bouille toute ronde qui leur fait une tête de bébé. Il y a énormément de demandes, alors quasiment tous les éleveurs développent des minilops. Comme toutes les races sur sélectionnées, ce sont des animaux que l'on va beaucoup voir en consultation notamment à cause de malformations aux oreilles. »

Les chats, eux, ne ressemblent pas à des bambins mais se rapprochent... des chiens. Exit le félin sauvage et indépendant, fier descendant du tigre et de la panthère. En provenance des pays anglo-saxons sont apparus, par la sélection, par l'éducation, mais aussi par le choix de tempéraments adaptés, ce qu'on appelle des « chachiens » : des chats davantage solliciteurs et joueurs, dont le comportement imite celui des toutous. Résultat, des maîtres promènent aujourd'hui des greffiers en laisse ou leur font prendre une douche sans provoquer le moindre feulement.

« À force de traiter nos compagnons comme des humains, on oublie qu'ils restent avant tout des animaux, avec leurs propres besoins physiologiques et comportementaux », soulève Luc Mounier. Le responsable de la chaire Bien-être animal à VetAgro Sup prône donc « une meilleure éducation » des... propriétaires. Ultra-fusionnels et surprotecteurs, certains *pets parents* interdisent presque à leur cabot de mettre les pattes sur le sol. Ils le portent dans les bras ou tirent sur la laisse dès qu'il fait mine d'aller à la rencontre d'un de ses congénères ou, pire, de renifler une crotte. D'autres refusent de les laisser seuls plus d'une heure. Résultat, les chiens – et aussi, c'est nouveau, les fameux « chachiens » – développent des pathologies qu'on retrouve habituellement sur le divan d'un psy : phobie sociale, troubles de l'attention, agressivité, hyper attachement... Muriel Alnot ne cesse de le constater. Diplômée de l'école vétérinaire de Maisons-Alfort (Val-de-Marne) en 1991, cette praticienne issue d'une famille de vétos sur quatre générations s'est spécialisée depuis plus de vingt ans dans les troubles du comportement des carnivores domestiques et des psittacidés (les perroquets et autres perruches). Au volant de sa voiture, elle sillonne toute l'Île-de-France pour se rendre au domicile de maîtres confrontés à un chat qui ne s'alimente plus ou un chien neurasthénique. D'autres sont parfois même obligés de passer leurs nuits dans le canapé du salon car leur molosse cacochyme montre les crocs dès qu'ils essaient de pénétrer leur propre chambre à coucher. « Pendant dix ans, on ne lui a pas posé de limites et on l'a autorisé à dormir sur le lit. Il vieillit, il est malade, il a mal. Et à un moment, il dit "je ne partage plus". Il y a une logique derrière », recontextualise Muriel Alnot.

La comportementaliste se souvient aussi de Tanneguy et Canelle, un couple de jeunes Parisiens désemparés face à Paupiette, leur teckel nain croisé kaninchen de 2 ans. Canelle, 25 ans, longs cheveux noirs frisés et petits tatouages qui saupoudrent ses bras, est responsable des ressources humaines au sein d'une start-up. Tanneguy a 27 ans, une coupe de cheveux savamment négligée. Il travaille comme enquêteur pour une émission de télévision. En août 2020, ils sautent le pas. Entre deux confinements, ils accueillent dans leur 50 m² de la porte de Champerret (Paris 17e) un adorable chiot de 4 mois, venu d'un élevage de Normandie. Les premières semaines se déroulent presque exclusivement dans l'appartement à cause de la reprise du Covid. Même une fois levées les restrictions sanitaires, les vingtenaires, tous les deux free-lance, s'organisent afin de ne quasiment jamais laisser Paupiette tout seul. Ou alors ils l'emmènent avec eux au bar, au restaurant, dans les espaces de co-working... Tanneguy et Canelle considèrent Paupiette comme « leur bébé ». Le problème, c'est que dès qu'ils sortent sans lui, le petit chien couleur chocolat hurle à la mort, fait pipi partout et détruit tout ce qu'il peut, avec une prédilection pour les culottes de

Canelle – « il m'en a bouffé une trentaine ! », a compté la jeune femme. Ces *pets parents* très investis dans l'éducation de leur teckel, ont bien essayé de l'habituer à leur absence en ne partant que quelques minutes au début, puis en allongeant la durée, sans succès. Ils ont aussi sollicité un premier vétérinaire : il leur a prescrit un médicament qui les a uniquement soulagés de 50 euros par mois. En septembre 2021, le couple, à bout de nerfs, contacte Muriel Alnot. Il y a urgence : une pétition se plaignant des aboiements incessants commence à circuler dans leur immeuble… Après une heure et demie de consultation, la spécialiste pose son diagnostic. Paupiette souffre d'anxiété de séparation, un trouble du comportement se manifestant par un état de détresse lorsque l'animal se trouve séparé de la personne à laquelle il est excessivement attaché. En l'occurrence Canelle, sa « mère de substitution ». Pour y remédier, Muriel Alnot prescrit un antidépresseur au cabot et quelques conseils à ses maîtres. Dont celui de se rappeler que, malgré tout l'amour qu'il y a entre eux et leur teckel, ce dernier n'en demeure pas moins un animal.

L'investissement affectif envers nos compagnons à quatre pattes est tel qu'ils deviennent même l'objet d'âpres batailles lors des divorces. Ces dernières années, Muriel Alnot a ainsi vu apparaître des couples qui mettent en place des solutions de garde partagée.

Par exemple Stéphane, un Parisien employé dans la restauration. « Quand il s'est séparé de sa compagne, aucun des deux n'a voulu couper le lien avec Hulk, leur bouledogue français. Ils ont donc organisé une alternance. Une semaine le chien allait chez lui, et la suivante chez elle, exactement comme pour un enfant », raconte la vétérinaire. « Mon bouledogue, ma bataille » chanterait aujourd'hui Daniel Balavoine... « J'ai aussi été sollicitée par un couple de femmes, qui se partageait la garde de Marcel, un petit ratier, avec un couple d'hommes. Le chien vivait dans deux, trois lieux différents. Il y a de plus en plus de systèmes familiaux un peu particuliers, qui se créent selon les aléas de la vie », constate Muriel Alnot. Quant à Marcel, tout va bien pour lui, merci. Après quelques réglages, le canidé s'est adapté sans difficultés à cette existence en dehors des schémas traditionnels. N'en déplaise aux opposants au mariage pour tous, une famille, en 2025, ce n'est pas forcément un papa et une maman. Même pour un chien ou un chat.

Chapitre 2

…Mais les maltraitances sont en hausse

Depuis quelques années, les vétérinaires doivent faire face à un paradoxe. D'un côté, les animaux de compagnie sont donc devenus des membres de notre famille. On les câline, on les affuble de petits noms affectueux, on leur achète des manteaux pour les protéger du froid, on leur offre une séance de spa… De l'autre, les chenils de l'Hexagone débordent de chiens et de chats jetés comme des mouchoirs par leurs propriétaires. En 2023, la Société protectrice des animaux (SPA) a annoncé avoir pris en charge 44 844 animaux abandonnés. Un chiffre en hausse de 1,5 % sur un an, qui égale presque le triste record de 2019. En l'absence de données officielles, ce que tous les acteurs du secteur dénoncent, parlant même de « chiffre noir », la somme totale des bêtes délaissées reste difficile à établir. Elle serait, selon les sources, comprise entre 100 000 et 300 000 par an.

Ce chiffre peut sembler faible comparé aux 26,5 millions de chiens et chats en France. Il ne rend pas compte des innombrables bestioles maltraitées, dont l'effroyable litanie alimente les pages de la presse locale et les sites des associations de défense de nos compagnons à pattes. Le 17 mars 2024, il y a ainsi eu Gordo, un petit bouledogue anglais de 9 mois qui vivait dans un appartement de Lognes, en région parisienne et que sa maîtresse a gravement brûlé sur 40 % du corps avec un sèche-cheveux. Le 19 mars, à 1 000 km de là, le tribunal correctionnel de Nice requérait dix-huit mois de prison contre un couple qui partageait son 80 m² avec 159 chats dans des conditions d'hygiène déplorables. Dix jours plus tard, un adolescent de 16 ans était placé en garde à vue : il s'était filmé en train de jeter 7 chatons vivants du haut d'un pont de Bréjouls, dans l'Aveyron. Et encore. Il ne s'agit là que d'un petit échantillon de l'horreur, la plupart des sévices passant sous les radars.

« Bienvenue dans le monde des vétérinaires ! », répond Estelle Prietz quand j'attire son attention sur cette contradiction. Après avoir exercé pendant plus de vingt ans dans des cliniques en Pays de la Loire et dans le Var, cette véto au parcours très classique – « diplôme de l'école de Nantes en 1999, puis clientèle mixte animaux de rente (les animaux dont l'élevage est en général effectué en vue de la consommation de la viande)/animaux de compagnie, avec une spécialisation canine » – est aujourd'hui responsable de la commission Protection et bien-être animal au sein du conseil de l'Ordre. Pendant ses années passées à examiner les bêtes et forcément un peu leurs maîtres, elle a bien constaté « une forme de schizophrénie de la société ». « Dans la même heure, vous passez du propriétaire extrêmement attaché à son animal, prêt à se sacrifier pour lui, à celui qui vous amène le yorkshire de sa grand-mère parce qu'elle est rentrée en EHPAD, et que "franchement, personne ne veut de lui". Il vous demande clairement de le piquer alors qu'il n'a que 3 ans. Ou bien c'est parce qu'il veut pouvoir partir tranquille en vacances. Alors bien sûr, on essaie de le dissuader. Avec quand même parfois l'arrière-pensée que, si l'on refuse, le maître va s'en charger lui-même. »

Des chiens battus et des chats mal nourris, les vétos en ont toujours vu passer dans leur cabinet. Y'en a-t-il davantage aujourd'hui ? Oui, et pas qu'un peu : +30 % en cinq ans, selon les chiffres les plus récents du ministère de l'Intérieur. En 2021, les services de police et de gendarmerie ont enregistré 12 000 infractions visant des animaux domestiques – y compris ceux de rente. Sans surprise, dès lors qu'il s'agit de cogner, la gent masculine est largement surreprésentée puisqu'elle constitue 80 % des mis en cause pour maltraitance[1].

Pour une fois, les grandes villes n'ont pas l'apanage de cette délinquance. Au contraire : élevage oblige, ce sont les zones rurales qui concentrent la majorité des infractions. Cécile Duchadeau peut en témoigner. Au sein de la direction départementale de la protection des populations du Maine-et-Loire, cette ancienne vétérinaire officielle en abattoir traite chaque année « une dizaine de dossiers relevant de délits, et dont les auteurs sont passibles de condamnations lourdes pouvant aller jusqu'à la confiscation des animaux maltraités ou l'emprisonnement de l'auteur ». C'est le cas de cet éleveur du May-sur-Èvre, au nord de Cholet, condamné en décembre 2020 à dix mois de prison pour mauvais traitements. Dans son étable en décrépitude, 310 bovins d'une maigreur affolante pataugeaient dans leurs excréments, les bêtes malades laissées sans soins côtoyant leurs congénères. Un vrai mouroir, où les inspecteurs ont retrouvé quatre cadavres de veaux dispersés autour des bâtiments vétustes. Malgré sa condamnation, l'agriculteur a continué à élever et vendre des vaches pendant plusieurs années. Jusqu'à

1. « Les personnes mises en cause pour maltraitance et abandon d'un animal domestique », Observatoire national de la délinquance et des réponses pénales, 2020.

ce que la justice saisisse manu militari son cheptel en février 2024.

Davantage d'affaires sont jugées, mais de là à conclure à une montée généralisée du sadisme dans les élevages et les foyers français, il y a un pas qu'Estelle Prietz se refuse de franchir. « Je ne sais pas s'il y a plus d'actes. C'est comme les violences conjugales ou l'inceste : des phénomènes de société auxquels on commence à s'intéresser et donc qu'on identifie de mieux en mieux. » Les campagnes de sensibilisation des associations et l'intérêt grandissant du grand public démultiplié par la puissance des réseaux sociaux ont contribué à cette prise de conscience, qui s'est ensuite traduite par des avancées législatives.

La dernière, la plus aboutie, a changé la vie des vétérinaires. Ce n'est pas un hasard, le député qui l'a portée, Loïc Dombreval, étant lui-même un ancien véto. Votée à la quasi-unanimité, la loi contre la maltraitance animale du 30 novembre 2021 marque un tournant. Elle a notamment musclé l'arsenal judiciaire contre les violences faites aux bêtes. Depuis deux ans, tous les apprentis policiers de France suivent une formation sur le sujet. Une division nationale de lutte spécialisée a par ailleurs été mise en place en août 2023 par le ministère de l'Intérieur. Quinze enquêteurs, dont un véto, chargés des dossiers les plus graves ou en lien avec le crime organisé, comme ce trafic de chardonnerets élégants, une espèce d'oiseaux protégée, démantelé en octobre 2023 en région parisienne. Enfin, 4 500 policiers et gendarmes « référents » sont désormais formés aux questions pénales de la protection animale.

Les vétérinaires savent que la maltraitance n'est pas forcément le fait délibéré d'une brute qui cherche à infliger de la souffrance. Ni celui d'un exploiteur qui ne voit en l'animal qu'une source de profit. Elle prend souvent racine dans la pauvreté, les addictions, la misère sociale. Cécile Duchadeau, la vétérinaire inspectrice du Maine-et-Loire, confirme que « l'immense majorité des éleveurs maltraitants vont eux-mêmes très mal. Les mauvais traitements sont le prolongement de situations personnelles, financières et psychologiques parfois catastrophiques. Les exploitants perdent pied et ne s'occupent plus correctement de leurs bêtes ». Même négligence pour ces propriétaires qui sous-estiment le coût d'entretien d'un chien (environ 1 000 euros par an, nourriture et vaccin compris, d'après l'Ifop) ou méconnaissent totalement ses besoins. Comme ce couple en grande précarité de la région toulousaine qui, malgré sa mise sous tutelle, a acheté sur Internet, en août 2023, Uzu, un chiot de quelques semaines. En novembre, ils se présentent chez le véto parce qu'Uzu, affamé et squelettique, s'est mis subitement à vomir. Et pour cause : son maître ne savait même pas qu'il fallait le nourrir – ni le sortir d'ailleurs. Le pauvre cabot a mangé ce qu'il pouvait, notamment les crottes du chat de la famille.

C'est le revers de cet amour fou que les vétérinaires connaissent bien. Estelle Prietz estime que la passion actuelle pour les animaux de compagnie génère aussi une forme de maltraitance. « Aujourd'hui, tout le monde veut son chien ou son chat. Cette demande alimente le trafic illégal d'animaux, qui est, rappelons-le, le troisième dans le monde, derrière la drogue et les armes ! Les chiens viennent notamment des pays de l'Est, où ils sont élevés dans des conditions douteuses. C'est un marché d'autant plus juteux qu'il est peu sanctionné pour les trafiquants et que vous avez des gens qui sont prêts à débourser 1 500 euros pour aller acheter sur une aire d'autoroute un chien qu'ils ont vu le matin même sur une annonce du Bon Coin. Sans aucun papier, sans facture, sans rien. Ensuite, ils débarquent chez le véto en disant : "C'est l'amour de ma vie." Quand on les informe qu'il faut le vacciner et l'identifier, ils tombent des nues. À l'heure d'Internet, il y a cette notion d'immédiateté, de "je veux tout, tout de suite", qui s'applique aussi aux animaux. »

On s'entiche en deux clics d'un toutou ou d'un matou, mais on s'en sépare tout aussi vite. Des propriétaires n'acceptent pas que l'animal qu'ils ont adopté ne soit pas un jouet, ni un accessoire, qui va se conformer à leurs désirs. Les vétérinaires redoutent particulièrement les veilles des grandes vacances, propices aux abandons. En juillet et août, les refuges sont pleins à craquer de bestioles qui sont passées avec l'heure d'été du statut de « mon bébé adoré » à celui de paria dont il faut se débarrasser au plus vite. Parmi ces réprouvés, une majorité de chiens et de chats, et, aussi, de plus en plus de NAC (nouveaux animaux de compagnie). Des lapins, cochons d'Inde, rats, souris, furets, et autres doudous sur pattes, « très représentatifs de l'animal-objet souvent acquis sans projet réfléchi », déplore la SPA dans son bilan 2024. Pour y mettre un frein, depuis le 1er octobre 2022, tout acheteur d'un animal de compagnie est censé signer un « certificat d'engagement et de connaissance ». Manifestement, ce n'est pas suffisant. D'où l'idée, poussée par certaines associations, d'un véritable « permis de détention », obligatoire et contraignant, tel qu'il existe en Wallonie, chez nos voisins belges, depuis 2022 par exemple.

Pour les vétos, responsabiliser les maîtres permettrait aussi d'éviter les effets de mode. Certaines races de chiens sont en effet victimes de leur succès. Notamment le berger belge malinois, très en vogue depuis quelques années. Avec sa carrure puissante et élancée, ses oreilles dressées sur le sommet du crâne et son regard vif, ce grand canidé souvent utilisé par les forces de l'ordre est très prisé depuis les attentats de 2015. La mort quasi en direct de Diesel, le malinois tué lors de l'intervention du RAID contre les terroristes à Saint-Denis quelques jours après le massacre du Bataclan, avait ému la France entière. Le hashtag, #jesuisunchien, diffusé massivement sur les réseaux sociaux, avait fait de lui un héros. Au lendemain du 13 novembre, c'est toute la société qui est en demande de sécurité. En 2015, les prises de contact auprès de l'armée ont augmenté de 40 %, le chiffre d'affaires de l'entreprise de gardiennage Sécuritas de 20 %. Dans un pays traumatisé par les attentats, le malinois a été érigé en symbole du chien protecteur. Beaucoup de gens en ont adopté, sans mesurer que ce n'est pas pour rien que les policiers d'élites l'envoient en première ligne : le berger belge est une boule d'énergie qu'il faut savoir canaliser et éduquer. À défaut de quoi il peut devenir difficile à contrôler pour des propriétaires néophytes, qui, dépassés, vont finir par s'en séparer. Au mieux en l'amenant dans un refuge, au pire en l'attachant à un arbre dans une forêt.

Le sort de ces malinois-kleenex a beau être terrible, on en viendrait presque à le trouver enviable quand on le compare aux autres monstruosités qu'est capable d'infliger l'être humain à ses soi-disant « animaux familiers ». Les chiffres donnent la nausée. Sur les 12 000 infractions commises en 2021, 34 % relèvent des sévices graves (contre 5 % pour les abandons). Pour qu'un acte soit qualifié de sévices ou d'acte de cruauté, il doit « être accompli intentionnellement dans le dessein de provoquer la souffrance ou la mort », a statué la Cour de cassation en janvier 2004, le distinguant « de la simple brutalité en ce qu'il est inspiré par une méchanceté réfléchie et qu'il traduit une intention d'infliger une souffrance... Une volonté perverse... Un instinct de perversité ».

Labrador tapé à coups de cravache de manière répétée, cheval castré sans anesthésie, renards élevés pour « servir » lors de séances d'entraînement de chiens d'attaque, chat privé de nourriture jusqu'à ce que mort s'ensuive... Ces situations – toutes véridiques – marquent à jamais les vétérinaires qui y sont confrontés. D'autres se demanderont leur vie entière s'ils ont loupé quelque chose.

C'est le cadavre d'une petite chatte amenée dans une boîte à chaussures qui hante Anne-Claire Gagnon. Cette vétérinaire et comportementaliste de 63 ans a découvert les raisons profondes de sa vocation sur le tard. En 2010, lors d'un congrès international de médecine féline à Amsterdam, elle assiste à une conférence sur le deuil lorsque des rires dans la salle réactivent un souvenir d'enfance, qu'elle avait totalement occulté. Celui de sa propre mère, tuant une de ses chattes devant ses yeux. « J'avais 12 ans. J'étais pétrifiée, incapable de bouger », raconte la spécialiste des félins, auteure de plusieurs livres sur le sujet, pour qui cette « amnésie traumatique » explique en grande partie son engagement. « Ce n'est pas pour rien si j'ai décidé de soigner les plus faibles, les plus vulnérables que sont les animaux. J'avais une dette envers les chats. » Un sacerdoce que la diplômée de l'École nationale vétérinaire de Toulouse a exercé dans différents cabinets du Val de Loire dans les années 1990, puis dans l'industrie pharmaceutique vétérinaire. Elle a notamment travaillé sur la mise en place de la puce électronique pour les matous avant d'ouvrir une clinique pour chats à Sainte-Foy-lès-Lyon (Rhône) en 2003. Un matin, une maman l'attend sans rendez-vous, à l'ouverture de cette clinique de la banlieue lyonnaise, avec sa fille d'une dizaine d'années. Dans une petite boîte, la maman a placé le corps sans vie d'une chatte européenne. Elle serait tombée du neuvième étage de leur immeuble. Cette femme veut savoir si la chatte a souffert ou est morte sur le coup. « Elle et sa fille étaient totalement sidérées, je sentais qu'elles voulaient me dire quelque chose mais qu'elles n'osaient pas. La question que je me poserai jusqu'à la fin de mes jours, c'est de savoir si la chatte est tombée par maladresse ou s'il y a eu des violences contre elle, qui l'ont fait chuter par la fenêtre. J'ignore aussi si la dame s'est tue parce qu'elle-même était victime de violences. À l'époque, le questionnement systématique, dans ces circonstances, n'était pas encore un réflexe. » Heureusement, les choses évoluent.

Chapitre 3

Violences animales, violences familiales

Bien connue dans les pays anglo-saxons où elle est appelée The Link (le Lien), la corrélation entre les maltraitances infligées aux animaux et celles commises sur les personnes vulnérables, notamment sur les femmes et les enfants, commence à émerger dans l'Hexagone. Le 17 mars 2023, le premier colloque sur le sujet, baptisé « Une seule violence », a été organisé par le barreau de Paris, en présence d'élus, d'avocats, de chercheurs, de policiers, de médecins et de nombreux vétérinaires.

Parmi ces derniers, Anne-Claire Gagnon y a pris la parole au nom de l'Association contre la maltraitance animale et humaine (Amah) qu'elle a co-fondée en 2018. « Cela fait vingt ans que le Canada, l'Angleterre ou les États-Unis sont très sensibilisés sur cette question du lien entre toutes les violences qu'on appelle domestiques. Domestique, cela vient de *domus*, la maison en latin, car elles sont toutes commises sous le même toit. Elles sont souvent répliquées, c'est-à-dire que l'enfant qui va assister à des mauvais traitements sur un chien ou un chat a plus de risques d'adopter plus tard des comportements violents. Quand on sait qu'en France près d'un foyer sur deux a un animal, le repérage de ces violences serait un formidable outil de prévention de la criminalité », détaille-t-elle. Selon des études internationales citées par l'Amah, 88 % des enfants maltraités ont été directement témoins de brutalités sur les animaux. Par ailleurs, 55 % des personnes condamnées pour des violences domestiques l'ont déjà été pour des sévices sur des bêtes. Ce n'est pas pour rien que le FBI s'intéresse au Lien depuis longtemps : 50 % des auteurs de fusillades dans les campus américains ont commis des actes de cruauté sur des bêtes. On ne parle pas là de mouches à qui on a enlevé les ailes, mais de véritables tortures et d'atteintes sexuelles.

Les vétos sont souvent les premiers témoins de ces scènes barbares. En 2019, Stéphanie Coupel a vu débarquer dans son cabinet breton une propriétaire et son chien, encadrés par les gendarmes. Les pandores ont demandé à la praticienne d'examiner le canidé pour savoir s'il avait été victime d'abus sexuels. Il s'est avéré que le mari l'avait utilisé pour violer sa femme.

Parfois, c'est le comportement de l'animal qui alerte. Dominique Autier-Dérian, vétérinaire comportementaliste et directrice du bureau d'études Animal Welfare Consulting, garde un exemple en tête. Un jour, elle réalise l'évaluation comportementale d'un rotweiller qui a mordu une personne. Une obligation réglementaire pour tout chien mordeur. Le maître est accompagné de sa fille âgée d'une vingtaine d'années. Sur le bras, celle-ci porte un énorme pansement. « La jeune femme était martyrisée par son père qui la poussait à se mettre dans des situations dans lesquelles le chien l'attaquait et la mordait », analyse Dominique Autier-Dérian.

Jusqu'à récemment, les vétérinaires étaient un peu désarmés pour gérer ce genre de situations. « Surtout qu'ils peuvent être confrontés à des malades capables de cogner sur leur chien ou sur leur enfant » poursuit la docteure en éthologie. Afin d'aider ses confrères, elle a participé à l'élaboration d'un guide très complet de détection des maltraitances animales et humaines[1]. Il s'adresse aussi aux auxiliaires spécialisés vétérinaires (ASV), qui prennent les rendez-vous et accueillent les clients, se retrouvant ainsi en première ligne.

---

1. https://www.amah-asso.org/

Au nombre des signes qui doivent inquiéter : des antécédents répétés de blessures, des fractures du crâne sur des chats – dès sept semaines, ils savent se retourner et ne peuvent pas retomber sur la tête – mais aussi un toutou qui a manifestement peur de son maître. Ou qui, au contraire, le colle de manière excessive. Ce vade-mecum donne également des clefs pour recueillir la parole des victimes. « Quand un animal arrive avec des traumatismes susceptibles de ne pas être accidentels, il faut poser des questions. Interroger avec tact peut faire émerger d'autres sujets de préoccupation, par exemple des violences intrafamiliales », estime Dominique Autier-Dérian. Autant d'informations qui seront consignées minutieusement dans le dossier dans le cas d'une éventuelle procédure.

« L'animal peut avoir un rôle de sentinelle », confirme la capitaine Céline Gardel. Cheveux auburn et accent chantant, cette policière de Toulouse est un peu la « Mme Maltraitance » du ministère de l'Intérieur. D'une voix douce qui contraste avec la noirceur qu'elle se coltine au quotidien, la flic raconte son dernier sauvetage – un petit croisé ratier, que son maître « défoncé à la coke, forçait à sniffer de la came avant de lui filer des coups de ceinture et de marteau ». Lors de ses interventions en école de police ou devant de futurs avocats – souvent en compagnie de vétérinaires –, celle qui est également présidente de l'association de protection Les 4 Pattounes insiste toujours sur ce fameux lien qui peut exister entre les différentes formes de brutalités. « On sait aussi que des femmes battues restent au domicile parce qu'elles ont peur que leur animal soit vendu. Ou pire », précise la capitaine.

Hancok, l'American staff allongé sur son canapé, est le symbole vivant de cette intrication des violences. Leur rencontre remonte à 2021. « Une femme est venue porter plainte parce que son compagnon lui tapait dessus. Pour donner du poids à ce qu'elle disait, elle avait filmé des vidéos du mec en train de frapper Hancok. À coups de poings, de pieds, avec une barre de fer, c'était insoutenable. » L'agresseur a été condamné à trois mois de prison avec sursis pour les violences conjugales, quatre mois ferme et dix ans d'interdiction de posséder un animal pour les sévices graves sur le chien. « C'était avant la nouvelle législation, aujourd'hui, ce serait trois ans et 45 000 euros d'amende », ajoute Céline Gardel qui, bouleversée par son sort, a adopté le malheureux Hancok.

Côté vétérinaires, la loi de 2021 offre également de nouvelles possibilités pour lancer l'alerte. Suite à un amendement déposé par le sénateur du Val d'Oise Arnaud Bazin (Les Républicains), ces derniers peuvent désormais s'affranchir du sacro-saint secret professionnel s'ils soupçonnent des sévices sur les personnes qu'ils reçoivent mais aussi sur les animaux domestiques. L'élu, lui-même ancien véto et à l'origine du colloque « Une seule violence », milite « pour que l'ordonnance de protection d'une femme ou d'un enfant qui a été objet de violence puisse s'appuyer sur le fait que des mauvais traitements ont été constatés sur les animaux du foyer ». Autre cheval de bataille : faire reconnaître légalement qu'assister au martyr de sa boule de poils constitue pour un enfant une atteinte psychologique.

Il reste du chemin à parcourir, « mais déjà, on se sent moins seuls. Un énorme travail a été fait depuis dix ans », reconnaît Marie-Christine Weibel. En 2023, cette praticienne de Beaumont-de-Lomagne, petit village rural à quarante kilomètres de Montauban (Tarn-et-Garonne), entend parler d'un chat paralysé reçu par un confrère. Lors de l'examen, la femme s'effondre en larmes et fini par lâcher que « [s]on mari (lui) fait comme à [s]on chat ». Il lui fait vivre un calvaire, l'enfermant dans leur maison et ne la laissant pas sortir sans son autorisation. S'appuyant sur les dernières évolutions législatives, la vétérinaire a proposé à sa consœur après accord de la propriétaire de lever le secret professionnel et d'informer le procureur de la République de la situation. « Finalement la dame n'a pas voulu mais elle s'est sentie entendue et soutenue. Cela fait partie des nouvelles possibilité, qui répondent aux évolutions sociétales récentes. »

Reste que les vétos ne sont pas des profileurs du FBI. Ni des juges d'instruction. Et que leur boulot, c'est de soigner les animaux. Pas de sauver l'humanité.

Chapitre 4

Le maître est un animal comme les autres

« Si vous ne supportez pas les humains, ne faites pas ce métier », m'a dit une praticienne du Maine-et-Loire, résumant le malaise ressenti par une majorité de ses confrères. Car depuis quelques années, les docteurs des bêtes sont de plus en plus souvent confrontés à des situations et des comportements qui dérapent : injures, portes claquées, menaces, diffamation sur les réseaux sociaux, dégradations, jusqu'à des agressions physiques. Les chiffres confirment les nombreux témoignages que j'ai recueillis. Selon le dernier baromètre de l'observatoire Ribbens des agressions et incivilités, 470 faits de ce type ont été déclarés en 2023 par les vétérinaires sur un total de 20 844 inscrits au tableau de l'Ordre. 161 de plus qu'en 2022, soit une explosion de… 52,10 % ! L'outil, créé en 2005 par le conseil de l'Ordre suite à l'assassinat de leur confrère Alain Ribbens par un déséquilibré, montre que le ratio d'agression s'élève à 2,25 %, soit quasiment une agression pour 22 vétérinaires.

Le panel est tristement varié. 66 % des faits déclarés concernent des cris ou des reproches, 47,25 % des injures, 6,38 % des menaces de mort, et 27,87 % des agressions physiques. Sans oublier, « *o tempora, o mores !* », les 20,42 % d'attaques sur les réseaux sociaux, sur lesquelles nous nous pencherons dans le chapitre consacré au « véto bashing ». Les froides statistiques restituent partiellement ce que les vétérinaires subissent au quotidien. Afin de s'en approcher, il faut se plonger dans les verbatims des déclarations faites auprès de l'observatoire des incivilités et des agressions. Rien qu'en deux mois, entre février et mars 2024, les témoignages affluent. « Suite à l'entretien qui s'est déroulé le 21 février 2024 et auquel ma collègue le Dr… a assisté. M. … y a tenu des propos insultants et très menaçants envers ma personne. Soudainement, il s'est levé, a tapé sur le bureau violemment et s'est rapproché à 20 cm de mon visage dans un état de fureur, prêt à me brutaliser », relate un vétérinaire. « Chantage à l'accueil pour nous forcer à accepter des paiements différés. Avis diffamatoire en ligne et insulte répétée à quatre reprises à l'accueil devant l'assistante : “Vous êtes une équipe de baltringues” » témoigne un autre. Il y a pire. « On devrait vous castrer, et je vais vous en coller une entre les jambes », s'est entendu répondre un praticien après avoir suggéré à une dame, qui possédait déjà sept chats, de faire stériliser le dernier. Une situation dramatique se décrit parfois en peu de mots. Exemple : « Après refus du maître de s'installer en salle d'attente, un échange verbal a débuté et rapidement, il m'a mis un coup de tête. » Précisons qu'il ne s'agit là que d'un déprimant florilège...

« Les faits ont augmenté de manière significative au début des années 2000. Ce qui a notamment justifié notre intégration en 2013 aux professionnels de santé afin que nous puissions bénéficier des protocoles de sécurité applicables », rappelle le docteur Corinne Bisbarre, responsable, entre autres, de ce dossier sensible au conseil de l'Ordre. La vétérinaire installée à Gradignan, en périphérie de Bordeaux, depuis trente-huit ans, a elle-même vécu cette augmentation des incivilités. Au début, c'étaient des violences verbales, parfois des menaces. Jusqu'à cette soirée de 2017, où pour la première fois, elle a été atteinte physiquement par le propriétaire d'un chien. « Ce n'était pas un de mes clients habituels. Il m'a attrapé par les épaules, m'a secouée et m'a dit “maintenant, mon chien, tu le prends, tu le soignes !” Je reviens demain et je te préviens, s'il est mort, je mets le feu et je casse tout ! », retrace la véto, dont la plainte a valu à son agresseur une condamnation à quinze jours de prison avec sursis en cas de récidive.

76,81 % des menaces et autres coups se déroulent en milieu urbain. Normal : c'est en ville qu'on trouve les chiens, les chats, et leurs maîtres. En ville aussi qu'on les a érigés au rang de membre de la famille et où la charge affective est la plus lourde. Même si les campagnes ne sont pas pour autant des havres de paix. « D'abord, il faut bien comprendre qu'il y a souvent un attachement des éleveurs pour leurs animaux de rente, et qu'en cas de maladie, ils sont touchés ou inquiets, ce qui peut expliquer certaines attitudes agressives, rappelle Corinne Bisbarre. Par ailleurs, la question économique pèse lourd dans la relation avec les agriculteurs ». Et de citer ce confrère victime de « menaces, intimidations, défi d'autorité, insultes lors d'un contrôle sanitaire dans un rassemblement d'éleveurs et de producteurs ». Estelle Blanchet, à Mussidan, en Dordogne, se souviendra, elle, toujours, de ce vieil éleveur bovin qui l'a menacée d'un fusil. C'était en 2015, un midi. Une famille d'exploitants de la forêt de la Double, connue pour son tempérament ombrageux, l'appelle en urgence au sujet d'un vêlage qui se passe mal. Arrivée sur cette ferme sombre, mal entretenue, la vétérinaire découvre dans le ventre de la vache un veau mort depuis quelques jours et en voie de décomposition. « Je leur explique qu'il n'y a pas le choix, que ce sera une césarienne obligatoire. Ils refusent parce qu'ils ne veulent pas payer les 500 euros de l'intervention. » Soit. Les choses partent alors en vrille quand le patriarche exige d'Estelle qu'elle rédige une attestation afin qu'il puisse emmener sa vache à l'abattoir, histoire de vendre sa viande, malgré le veau pourrissant dans ses entrailles. « Ce qui est totalement interdit pour des raisons sanitaires évidentes. J'ai donc refusé, et c'est là qu'il est allé chercher son fusil dans le but de m'obliger à signer le papier. » Heureusement, un des fils réussit à calmer le père, usant de cet argument lunaire : « On ne va peut-être pas tuer la véto quand même ! » En effet... En près de vingt années passées sur les exploitations, Estelle Blanchet en avait vu des vertes et des pas mûres. Pourtant, dans la Double, la petite-fille d'éleveurs a euthanasié illico la vache et s'est « barrée, sans demander [s]on reste », concède-t-elle.

Si l'immense majorité (85,33 %) des agressions se déroulent dans le cadre de l'exercice quotidien, les urgences restent un lieu particulier, où tout peut basculer. Les maîtres, « qui sont déjà plutôt des gens sensibles, arrivent émotionnellement stressés. Il y a le risque vital pour leur animal, l'argent que ça va leur coûter. Souvent, ils tombent sur un jeune véto sans trop d'expérience. Bref, tous les ingrédients pour qu'ils s'énervent », estime la cadre vétérinaire d'une clinique d'une métropole française. Installé en centre-ville, cet établissement, qui voit défiler 20 000 patients par an, a été le premier de la région à se doter d'urgences ouvertes 24 heures sur 24, au début des années 1990. « Elles sont très fréquentées, et c'est là que nous rencontrons la clientèle la plus difficile à appréhender. Les gens sont très exigeants, on voit plus de personnes agressives. Une de nos vétérinaires a pris une baffe il y a quelques mois par une propriétaire qui ne supportait pas qu'elle s'occupe en priorité d'un chien pris de convulsions plutôt que de lui donner des nouvelles de son propre chien qui, lui, n'était pas en danger. On a trouvé des personnes en train de se promener au sein des zones fermées, et on s'est fait voler la caisse plusieurs fois. La nuit, c'est plus compliqué. » Près de 9 % des agressions ont lieu une fois que le soleil est couché. En vue de protéger ses équipes, la clinique a dû équiper sa salle d'attente de caméras de surveillance, et filtrer les entrées la nuit. Elle est loin d'être un cas isolé.

À ce moment de l'enquête, il faut rappeler que ces comportements restent heureusement l'exception. La plupart du temps, les vétérinaires ont des relations normales, et même souvent chaleureuses avec les propriétaires. Justement, qu'est-ce qui explique qu'une part croissante des docteurs des animaux se fassent tabasser ou, ainsi que me l'a raconté une véto, menacer de viol ? Comment le métier préféré des enfants est-il devenu par moments si dangereux que des référents « sûreté », issus de la police et de la gendarmerie, doivent être désignés dans chaque département ? Sans aller jusqu'à parler de « décivilisation », comme l'a fait Emmanuel Macron en mai 2023, on peut dire que la situation des vétérinaires n'est pas une exception. Elle s'inscrit dans un contexte sociétal tendu, marqué en particulier par une explosion des agressions et incivilités touchant tous les métiers en contact avec le public. Injures et autres claques contre les agents de France Travail (ex-Pôle emploi) ont ainsi augmenté de 13 % en 2023 par rapport à l'année précédente. Selon les chiffres officiels, les faits de violence physique ou verbale envers les élus ont progressé de 32 % en 2022 et 1 293 maires ont démissionné depuis 2020. Quant aux médecins, ils ont signalé 1 581 actes de violence en 2023 d'après leur observatoire de la sécurité, soit le plus haut total jamais enregistré.

Les origines de cette poussée de fièvre demeurent complexes et multiples, et mériteraient un livre à elles seules. Jérôme Fourquet, le sociologue-démiurge qui a soufflé la notion de « décivilisation » à l'oreille du président de la République, mentionne notamment « l'avènement de l'enfant roi », « la déstructuration de la cellule-familiale », « la précarisation sociale », la disparition des grandes structures sociales « comme l'Église, ou en face [...] le parti communiste », « la baisse du niveau de français », « la désormais beaucoup plus forte exposition passive des très jeunes enfants aux écrans qu'il y a quelques décennies », ou encore, citant Georges Orwell, des valeurs contemporaines « dictées à présent par l'industrie du loisir mondialisé et l'idolâtrie de la puissance économique »[1].

Ces quelques pistes ne permettent pas d'appréhender complètement pourquoi les vétérinaires « sont proportionnellement davantage victimes d'agressions verbales et physiques que les médecins et les pharmaciens », ainsi que le rappelle Corinne Bisbarre. Selon elle, une des explications se trouve dans le rapport très particulier qu'entretiennent les vétos avec les maîtres. « Déjà, il faut voir que nous sommes dans une relation à trois. Il y a nous, l'animal et son propriétaire. Ce n'est pas lui qu'on soigne, mais un être auquel il est extrêmement attaché, qui cristallise toute son affection, toute son attention. On pourrait faire le parallèle avec la pédiatrie. » C'est le prix à payer d'un amour démesuré. Malade d'inquiétude pour celui qu'il considère comme son fils ou sa fille, le maître peut dévisser si son état s'aggrave. Ou pire, s'il vient à trépasser. Par exemple, entre les murs de cette clinique où un couple s'est présenté un midi de l'hiver 2024 portant un chien en fin de vie. L'homme, apparemment sous l'emprise de stupéfiants, a hurlé sur le médecin de garde afin qu'il sauve son toutou mourant avant de taper dans les murs et sur la table de consultation puis de menacer

1. Interview à l'hebdomadaire *Le Point*, mai 2023.

de mort sa collègue. Alors qu'il refusait l'euthanasie, le propriétaire n'a ensuite plus voulu quitter le corps. Il n'est sorti de l'établissement qu'au prix de grandes difficultés, avant de rester un long moment le visage collé à la vitre. Flippant.

L'excès de ces réactions n'est pas proportionnel à la taille de l'animal. Au sein d'un autre cabinet, c'est suite au décès de son lapin qu'un homme a annoncé qu'il allait passer avec l'objectif d'en découdre. « Je l'ai pris en consultation pour protéger mon auxiliaire spécialisée vétérinaire (terrorisée), m'a placée sur mon plan de travail [*sic*] en me menaçant… J'ai réussi à atteindre mon BOUTON ALARME. Les policiers sont heureusement arrivés cinq minutes après que j'ai pu appuyer [*sic*]… Insomnie complète la nuit suivante… », rapporte la vétérinaire auprès de l'observatoire des incivilités et des agressions.

La question du coût des soins peut aussi créer des conflits avec les propriétaires – qui règlent la facture, ne l'oublions pas. D'après Laurent Mangold, en Haute-Savoie, l'augmentation des tarifs des traitements depuis une dizaine d'années est vecteur de frustration. « Il existe un plafond de verre financier qui va empêcher certaines personnes d'accéder à leur idéal, à savoir de s'occuper de leur animal comme d'un membre de leur famille. Imaginez : vous ne pouvez pas sauver votre chien ou votre chat adoré, non pas parce qu'il n'y a pas de soins possibles, mais parce que vous n'avez pas les moyens de les payer. Cet échec peut s'avérer très dur à supporter et engendrer un ressentiment à l'origine de certaines agressions. » Ce véto « au caractère de cochon », tel qu'il le dit lui-même, pointe une autre source de tensions : « la perte du respect de la blouse blanche ». D'après lui, celle-ci est notamment liée à la démocratisation du diplôme de véto. « Il y a vingt ans, l'école vétérinaire faisait partie des grandes écoles au même titre que Polytechnique ou Centrale. C'était le haut du panier de la formation française auquel on accédait après une prépa. Aujourd'hui, on accepte de moins en moins que nos enfants ne réalisent pas leurs désirs. Les parents qui en ont la capacité financière envoient leurs enfants passer leur diplôme en Belgique, en Espagne, ou dans d'autres pays européens où il est plus facile à décrocher. Même chose pour les élèves ayant échoué au concours mais qui veulent absolument réaliser leur rêve d'être véto. Et donc, sans être élitiste, je me demande si cela n'a pas provoqué une baisse de respect envers notre profession. Comme elle est moins respectée, les gens s'autorisent davantage à franchir la ligne jaune. »

Éric Bernard, président du conseil de l'Ordre de Nouvelle-Aquitaine, abonde : « Pour certains propriétaires, le vétérinaire n'est plus un notable du village avec l'instituteur, le maire, le notaire… mais un simple prestataire de services. » Habitués avec la Sécurité sociale à ne pas rien débourser chez le médecin, les maîtres pestent quand ils se rendent compte que le véto n'est pas gratuit. On le paie – toujours trop cher – donc il doit être corvéable à merci. Et tout de suite ! « Je n'ai pas répondu immédiatement à mon portable de garde, raconte l'un d'entre eux. Sur le premier message, laissé à 13 h 03, j'ai juste entendu un numéro de téléphone, et la phrase "ce sont des cons". Le deuxième message, à 13 h 04, décrivait le problème en se plaignant : "Ça sert à quoi d'avoir un numéro d'urgence si on ne répond pas ?" J'ai rappelé à 13 h 08. » La moindre contrariété peut dégénérer. À tel point que Laurent Mangold se demande parfois s'il travaille « dans un cabinet de véto ou un cabinet de psy… ».

Julien Le Tual, lui, s'est pris la réponse en pleine face. Le 5 octobre 2015, ce praticien de 44 ans officiant à la clinique des Lizardais, à Grand-Fougeray (Ille-et-Vilaine), entre Rennes et Nantes, a fait face à une explosion de violence qui l'a laissé au sol, l'oreille en sang et la peur au ventre. Tout débute par une césarienne effectuée sur une chienne à la clinique cinq mois plus tôt. Malgré plusieurs lettres de relance, la propriétaire, madame H., ne s'acquitte pas de la note de 354,11 euros. « Elle ne répondait pas au téléphone. J'ai donc décidé d'aller sur place, pour voir ce qu'il en était, s'il y avait un problème avec la chienne ou quelque chose à redire par rapport à l'opération », relate Julien Le Tual.

La suite, c'est le rapport de police qui la raconte :

« M. Le Tual a sonné à diverses reprises au domicile de l'intéressée mais sans succès.

Au même moment, le compagnon de Madame H., Monsieur Q., accompagné de son père, est arrivé en voiture sur les lieux.

Monsieur Q. a interrogé M. Le Tual sur le motif de sa présence.

Alors que M. Le Tual lui expliquait qu'il s'agissait d'une facture impayée de la clinique, monsieur Q. s'est énervé et a indiqué à son interlocuteur qu'il avait porté plainte suite au décès de sa chienne.

N'ayant pas connaissance de ces informations, M. Le Tual a précisé qu'il était en droit de déposer plainte mais qu'il devait s'acquitter de sa facture.

Agacé, monsieur Q. est sorti violemment de son véhicule et a attrapé M. Le Tual par le col de son polo. C'est à ce moment-là qu'il lui a porté une gifle sur le côté gauche du visage.

Immédiatement après le coup, M. Le Tual a ressenti une vive douleur au niveau de l'oreille

M. Le Tual a également été menacé et insulté, ainsi que sa famille. »

« Je suis tombé par terre, j'étais vraiment choqué », reprend le véto. Après s'être relevé, le quadragénaire part porter plainte à la gendarmerie. Le rapport d'examen médico-légal conclut à « une double perforation tympanique gauche récente, ainsi que des manifestations d'anxiété justifiant une incapacité totale de travail de quinze jours ». Son agresseur sera condamné en février 2016 par le tribunal correctionnel de Rennes à quatre mois de prison. « Il avait déjà un casier judiciaire chargé. Toute l'affaire a été assez lourde, notamment à cause des menaces sur ma famille », explique Julien Le Tual. Il ajoute : « Quand on fait ce métier, on n'imagine pas qu'on peut se faire taper dessus. C'est quelque chose qui n'existait pas quinze ans en arrière, et qu'on voit augmenter. Il faut apprendre à gérer. » « Maintenant, je ne prends plus le risque d'aller chez des gens pour leur demander de payer », reconnaît-il, amer.

Chapitre 5

Le mal-être des vétos explose et reste méconnu

Cette détérioration des relations avec les clients est une des raisons de l'énorme mal-être qu'expriment les médecins des bêtes depuis quelques années. Il suffit de parler dix minutes avec l'un d'entre eux pour que le sujet vienne sur le tapis. Afin d'objectiver ces témoignages, le Conseil national de l'ordre des vétérinaires (Cnov) et l'association Vétos-Entraide ont confié en 2019 une recherche sur la santé psychologique des vétérinaires français à l'université de Franche-Comté. Les résultats de cette étude unique au monde, publiés en mai 2022 et approfondis lors d'une seconde vague en mars 2024, font froid dans le dos. Entre autres maux, les vétos affichent un indice d'épuisement émotionnel – un des facteurs du burn-out – 1,5 fois supérieur à la population générale, et même 1,2 fois supérieur à celui des exploitants agricoles, pas spécialement connus pour respirer la joie. Surtout, les descendants de Bourgelat sont « trois à quatre fois plus à risque de suicide que la population générale et deux fois plus à risque de suicide que les professions de santé humaine ». Selon l'enquête, 20 % des vétérinaires ont eu des idéations suicidaires au cours des douze derniers mois. 4,7 % ont même fait une tentative.

Au sein de la profession, « ces chiffres n'ont malheureusement surpris personne », déplore Corinne Bisbarre. « Nous avons tous ou presque dans nos promotions ou notre entourage professionnel direct, des confrères ou des consœurs qui se sont suicidés. Moi-même, je connaissais huit vétérinaires qui ont mis fin à leurs jours, dont trois camarades de promotion. » Madeleine Delcourt, qui soigne chiens et chats en Mayenne, a effectué ses études à Liège, dans sa Belgique natale. Sur les 148 membres de sa promo – dont une bonne part exerce aujourd'hui dans des cabinets hexagonaux – « 16 se sont suicidés, soit 12 % ».

Les idées noires des blouses blanches s'expliquent notamment, on vient de le voir, par l'irascibilité croissante de ceux qui tiennent la laisse. « Non seulement les clients ne manifestent pas de gratitude, mais ils manquent de respect et commettent des incivilités, ils sont souvent peu reconnaissants et pourtant particulièrement exigeants, voire expriment des attentes irréalistes vis-à-vis des vétérinaires [...]. Nombre d'entre eux évoquent également des comportements agressifs et des menaces », corrobore l'étude de l'Université de Franche-Comté, en s'appuyant sur plusieurs centaines de témoignages. Pour le professeur Didier Truchot, qui a dirigé l'enquête, « la relation avec clients représente donc une source de tension, de stress qui envahit la vie quotidienne. Il semble qu'il y ait dans certains cas une rupture du contrat social qui existait entre le vétérinaire et ses clients. Cela peut avoir des conséquences sévères ».

Le psychologue énumère aussi « la surcharge de travail, les gardes et les astreintes, la confrontation à la souffrance animale, la peur de l'erreur ou encore les problèmes de management ». Ainsi qu'un trait de personnalité commun à beaucoup de vétérinaires : leur addiction au boulot. 37 % d'entre eux connaissent le workaholisme, le besoin incontrôlable de travailler sans cesse. « Ils répondent toujours aux exigences, ne lèvent pas le pied, jusqu'à se rendre compte que leurs enfants ou leur conjoint s'éloignent d'eux. Ils se sentent en échec dans leur vie, ont l'impression d'être piégés. Il a été démontré depuis longtemps que ces éléments contribuent aux idées suicidaires », précise le professeur Truchot. Mais il faut ajouter un autre élément, qu'on ne soupçonne pas : les euthanasies, pratiquées à longueur d'année, et l'accès facile à des médicaments pour partir en douceur. Donner la mort est tout sauf anodin, et a forcément un impact sur le psychisme. D'autant que l'acte ne peut se résumer à appuyer sur une seringue. Il implique aussi d'annoncer la mauvaise nouvelle aux propriétaires et d'absorber leur chagrin lors d'entretiens souvent déchirants.

Les femmes vétérinaires connaissent « un épuisement émotionnel significativement supérieur aux hommes », soulève par ailleurs l'étude. De quoi alerter, alors que le métier s'est largement féminisé depuis trente ans, à l'image de l'ensemble du monde du travail. Et même davantage, explique Laurence Crenn, de Vétos-Entraide. L'association, créée en 2002 après une première vague de suicides parmi les confrères, propose aujourd'hui une ligne téléphonique accessible 24 heures sur 24 pour les praticiens ressentant le besoin de partager leurs difficultés. Selon sa présidente, « la profession est historiquement masculine car à l'origine il s'agissait de faire de la médecine et de la chirurgie d'animaux de rente. On attendait donc du vétérinaire de la force physique et de la technicité. Avec le développement de l'animal de compagnie, on est passé davantage dans le *care*, la relation de soin, qui a un impact affectif et émotionnel plus important. Et ça, ça fait appel aux qualités dites « féminines. En tout cas celles auxquelles les femmes sont conditionnées par la société », détaille celle qui soigne au quotidien chiens et chats à Lons-le-Saulnier (Jura). Résultat, ces dames représentent en 2023 près de 60 % des inscrits au tableau de l'Ordre. Et ce n'est qu'un début, puisqu'elles constituent aujourd'hui 70 à 80 % des rangs des étudiants en écoles vétos. Malgré cela, explique Laurence Crenn, « le métier reste régit par des valeurs viriles : être toujours disponible, travailler beaucoup, faire preuve de courage en venant même si on est malade, se dépasser… Les femmes, notamment celles en couple, sont censées exercer de cette manière, sans qu'on prenne en compte qu'en sus de leur activité professionnelle, ce sont elles principalement qui s'occupent des tâches domestiques et des enfants ». Cette sorte de « double peine » est confirmée par le rapport du professeur Truchot, qui cite également le plus faible niveau de salaire des femmes vétos ou les stéréotypes sexistes qu'elles supportent de la part de certains clients.

L'étude pointe une autre population à risque : les jeunes, « aux scores de burn-out plus élevé que les anciens ». Pour une partie de leurs aînés, pas de besoin de chercher bien loin : c'est la faute aux 35 heures, au télétravail et à la paresse de la génération Z. « De mon temps, on bossait quatre-vingts heures par semaine, et on ne se plaignait pas. Aujourd'hui, les débutants veulent tous finir à 18 heures et avoir leur mercredi pour s'occuper des enfants », m'ont dit en substance des plus de cinquante ans – autrement dit, les plus de cinquante ans. Outre qu'elle paraît un peu – très – caricaturale, cette explication est invalidée par le professeur Truchot. « On constate que le workaholisme est même plus élevé et présent parmi les plus jeunes. Ils sont 64,7 % au sein de la génération Z (22-26 ans), contre 45,8 % chez les 43-58 ans et enfin 30 % chez les 59-77 ans. Ils vont autant au travail lorsqu'ils sont malades que leurs aînés. Ceci dément l'idée que les plus jeunes seraient dégagés de leur travail. » Selon l'universitaire, leur fragilité psychologique est davantage liée à une mauvaise estime de soi. Les jeunes vétos, à l'instar de toute leur classe d'âge, souffrent d'une forme de « syndrome de l'imposteur ». Ils ont le sentiment de ne pas mériter leur place, de ne pas avoir les compétences requises, redoutent l'échec, ce qui les laisse désarmés face à des animaux qu'ils ne peuvent sauver, ou des propriétaires d'animaux irascibles.

Tous ces paramètres se cumulent, jusqu'à dégoûter une part grandissante des vétérinaires de leur « métier-passion ». On estime ainsi que 40 % abandonnent la profession avant 40 ans[1]. Certains décident de l'exercer de manière tout à fait différente. C'est le cas de Julie Beretvas, 37 ans, responsable du service imagerie médicale du pôle santé Chanturgue, une clinique de Clermont-Ferrand (Puy-de-Dôme). L'histoire avait

1. « Enquête sur la reconversion professionnelle », Vétos-Entraide, 2022.

pourtant bien commencé. Très attirée par le monde des animaux depuis qu'elle est gamine, cette bonne élève intègre l'école vétérinaire de Toulouse en 2009 par une classe préparatoire. Après avoir décroché son diplôme et effectué un an d'internat, Julie Beretvas exerce pendant deux ans dans des cliniques généralistes de la capitale auvergnate. « J'ai détesté cette expérience », juge-t-elle aujourd'hui sans ambages. Ces vingt-quatre mois n'ont rien d'une sinécure. « Le manque de temps pour mener les consultations, généralement limitées à quinze minutes, me frustrait et me stressait énormément. J'avais l'impression de survoler les disciplines sans approfondir. J'étais salariée, mes employeurs me mettaient la pression sur la facturation et je me retrouvais souvent à être de garde toute seule. Je faisais des semaines de 60-65 heures, pour un salaire pas mirobolant, autour de 2 000 euros par mois. » Une tentative de cambriolage lors d'une nuit de garde, et les euthanasies contribuent à lui plomber encore le moral. Tout comme « les difficultés avec les clients, auxquelles je n'étais pas préparée. Les gens s'avèrent agressifs, en particulier la nuit. Sans être forcément malveillants, ils sont dans un tel état d'angoisse par rapport à leur animal qu'ils nous demandent d'être Dieu. Et d'être Dieu gratuitement. Ils ne sont jamais contents. C'était très compliqué à vivre ». Pour préserver sa santé mentale, Julie Beretvas se réoriente vers la radiologie vétérinaire. Elle passe quatre ans en tant qu'assistante à l'école de Maisons-Alfort pour se former, avant d'ouvrir en mai 2020 le service d'imagerie de sa clinique actuelle. « Ce mode d'exercice me convient mieux, car j'ai le temps d'approfondir chaque cas et de donner un diagnostic sans avoir à gérer la dimension relationnelle. Je passe la moitié de mon temps en présentiel pour réaliser des échographies, et le reste derrière un écran à analyser des scanners. » Sa façon à elle de continuer à soigner les bêtes, tout en se préservant.

Chapitre 6

L'animal, révélateur des inégalités sociales

« Y'a des gens qui ont des enfants parce qu'ils n'ont pas les moyens de s'offrir un chien », ironisait Coluche. Les vétérinaires confirment : posséder un animal et bien le traiter coûte de plus en plus cher, 943 euros très exactement. C'est le montant moyen déboursé par les Français chaque année pour s'occuper de leur compagnon à poil, à plumes ou à écailles[1]. Soit une augmentation de 125 euros par rapport à 2020 ! Avec 643 euros annuels, l'alimentation représente, et de loin, le premier poste de dépense. La santé arrive en deuxième position avec un total de 145 euros par an. Gonflés par la crise inflationniste commencée à l'été 2021, les tarifs des soins vétérinaires ont aussi grimpé : +2 % entre 2020 et 2022, +5 % en 2023[2].

---

1. « Les Français et leurs animaux de compagnie face à la hausse des prix », Ifop, novembre 2022.

2. « Le marché des soins vétérinaires se consolide à vitesse grand V », étude Xerfi, avril 2024.

Or, cette moyenne cache de fortes disparités. Les catégories aisées (celles qui gagnent plus de 2 500 euros nets par personne et par mois) lâchent 192,70 euros par an pour soigner Médor ou Minou, contre 111,90 euros pour les personnes modestes (900 à 1 300 euros de revenus par mois)[3]. Dans l'ensemble, ceux qui ont de l'argent peuvent profiter pleinement d'actes médiaux dont le niveau de technicité – et donc de coût – a explosé ces dernières années : scanners, IRM, chirurgie cardiaque, reconstruction faciale, traitements anticancéreux, greffes... Tandis que les petits salaires sont toujours tiraillés entre les soins qu'ils souhaiteraient offrir à leur bête, et ce qu'ils peuvent se permettre. Quitte à devoir, parfois, faire des arbitrages douloureux. Voire à laisser une ardoise chez leur véto. L'animal révèle donc des inégalités de plus en plus profondes. Pour m'en rendre compte, je me suis rendu dans deux établissements vétérinaires dont les clients sont situés aux extrémités du spectre financier. Deux France, deux ambiances.

Commençons par les mieux dotés. Si j'étais un caniche – ou une perruche, ou un varan – et que j'étais malade, je croiserais les griffes pour que mon maître m'emmène au centre hospitalier vétérinaire

---

3. « Les Français et leurs animaux de compagnie face à la hausse des prix », IFOP, novembre 2022.

(CHV) Advetia. Bordé par la ligne 6 du tramway et l'autoroute A86 à Vélizy-Villacoublay (Yvelines), en banlieue parisienne, l'immeuble gris renferme sur quatre étages ce qui se fait de mieux – et de plus cher – aujourd'hui. Soixante vétos, dont vingt spécialistes allant du neurologue au cardiologue en passant par le chirurgien orthopédique et l'oncologue, aidés de quarante-cinq auxiliaires de santé vétérinaires (ASV) examinent, anesthésient, opèrent, ressuscitent parfois, quelque 15 000 chiens, chats et NAC par an.

L'entrée dans cet établissement de pointe s'effectue par les urgences, accessibles 24 heures sur 24 et 7 jours sur 7. Compter 97 euros la consultation d'urgence en journée, 139 euros après 20 heures. « Les propriétaires doivent d'abord nous contacter par téléphone pour évaluer la situation. Si elle ne nécessite pas une prise en charge immédiate, nous les orientons vers leur praticien habituel », prévient Pascal Prélaud, l'un des dirigeants d'Advetia. Cheveux clairsemés, la soixantaine sémillante, ce ponte des dermatoses auto-immunes et autres dermatites atopiques canines appartient à la « génération *Daktari* ». Cette série télévisée des années 1970 mettant en scène les aventures d'un véto dans une réserve au Kenya a suscité de nombreuses vocations. Finalement, celui qui se rêvait soignant les lions et affrontant les braconniers dans la savane sera un des pionniers de la dermatologie, avant de cofonder le groupe indépendant Advetia en 2007. Depuis ma visite, le CHV a rejoint le réseau AniCura (groupe Mars). Au sujet du filtrage des urgences, Pascal Prélaud fait le parallèle, dans une moindre mesure, avec la crise que traverse la médecine humaine. « C'est la même problématique. Comme il est parfois difficile d'avoir un rendez-vous en ville dans un délai raisonnable, ou parce que les horaires d'ouverture ne conviennent pas, les gens viennent directement aux urgences, qui se retrouvent surchargées pour des choses qui ne sont pas forcément justifiées », poursuit le toubib, au faux air de l'acteur Antoine Duléry, alors qu'il entame le tour du propriétaire.

En ce début de matinée, la salle d'attente de l'hôpital se remplit doucement. Il y a, dans cet espace immaculé qui ressemble à un hall d'aéroport, entre les présentoirs à croquettes et les banquettes aux lignes scandinaves, deux trentenaires avec leur bouledogue anglais, un berger allemand fatigué au bout de sa laisse ou encore un couple de jeunes gens qui ont amené Luna, leur chat tout blanc, dans un sac à dos. Derrière le comptoir en bois clair coiffé d'un néon sorti de *Star Trek*, une ASV, reconnaissable à sa blouse violette, répond au téléphone, reçoit les livraisons et accueille les visiteurs. « Vous avez son carnet de santé ? », demande l'infirmière aux propriétaires de Luna. Une fois les informations rentrées dans son ordinateur, elle aiguille les jeunes gens vers l'une des seize salles de consultations.

« Nous sommes un centre de référé, c'est-à-dire que nos patients nous sont adressés par des confrères pour des examens spécialisés, en vue d'un traitement médical ou chirurgical. Nous ne voyons que des malades. Nous ne faisons ni vaccins, ni castration par exemple », reprend Pascal Prélaud en ouvrant d'un coup de badge la porte donnant accès aux zones médicalisées. Les clients d'Advetia payent 117 euros une consultation spécialisée, contre de 30 à 40 euros en moyenne la visite dans un cabinet lambda. Un sacré billet, mais « il faut bien comprendre que nous sommes une entreprise. Nous avons des charges colossales, avec du matériel high-tech et onéreux, beaucoup de personnel, des salaires de spécialistes. En conséquence, nous sommes parfois chers, c'est une réalité. Il peut exister une sélection de notre clientèle sur la base des revenus, mais nous accompagnons aussi ceux pour qui des soins lourds peuvent être un fardeau », précise-t-il. Un de ses confrères du CHV est plus cash : « Nous ne sommes pas une œuvre sociale. À part aux urgences, nous ne recevons que la partie de la population qui a de l'argent. Ou alors les propriétaires qui sont extrêmement motivés. Certains font des emprunts. » Un autre maître, installé à l'étranger, était même prêt à payer l'avion à un spécialiste d'Advetia pour qu'il vienne examiner son lézard… Cet écrémage par la profondeur du portefeuille réduit aussi les problèmes de recouvrement que subissent de nombreux confrères confrontés à une clientèle de plus en plus ric-rac.

Un couloir mène au service imagerie. Là, Lilo, dûment endormi, passe un IRM. Depuis quelques mois, ce bouledogue français âgé de 10 ans souffre de troubles de la démarche. Ils font craindre une encéphalopathie. Pour en avoir le cœur net, Yannick, l'un des trois radiologues de la structure, observe les images en noir et blanc des méninges du pauvre chien en provenance de la machine futuriste à trois millions d'euros. À l'instar de beaucoup d'autres équipements ici – pousses-seringues, systèmes de réchauffement post-opératoires ou encore défibrillateur dernier cri –, « l'appareil est pour l'usage humain à l'origine et nous l'avons adapté », souligne le spécialiste en pointant sur l'écran une zone blanche. Mauvaise nouvelle pour Lilo : il a une lésion à la base du cerveau. Pour le savoir, ses maîtres auront déboursé 600 euros.

Après avoir grimpé une volée de marches et traversé les soins intensifs, j'arrive maintenant au service dédié aux NAC, en plein boom depuis que les gerbilles, lapins, et furets sont à la mode. Encore un étage et me voilà dans le saint des saints : le plateau de chirurgie. On se croirait dans la série *Urgences*, alarmes et bip compris. Je m'attends à entendre « NFS, Chimie, Iono » et à voir débarquer George Clooney poussant un teckel blessé sur un brancard. Au mur, un écran géant qui ne dépareillerait pas dans la Silicon Valley annonce en direct les examens et opérations à venir. À l'heure de passer sur le billard, tous les patients, du gros bouledogue américain de 40 kg au lézard d'à peine dix centimètres sont sédatés. « Yeux basculés, plus de réflexe », annonce Francesca, l'anesthésiste, seringue à la main, au chevet d'un chat diabétique. Tenue grise et Crocs aux pieds, le docteur Diego Rossetti se prépare en salle 2 à une intervention délicate : la trépanation du sinus frontal droit de Moana, un golden retriever, pour nettoyer les champignons qui l'empêchent de respirer. Le chien de 20 kg, intubé, la tête rasée et recouverte de Bétadine, est relié par une batterie de fils à une colonne de monitoring high-tech que le médecin s'attache à calibrer. À l'image de ceux de sa génération, le chirurgien de 40 ans originaire de Naples, lunettes transparentes et courte barbe poivre et sel, aime ces gestes ultra-techniques. « Nous pratiquons une médecine de plus en plus poussée, qui se rapproche aujourd'hui de la médecine humaine », apprécie-t-il avec son accent transalpin.

« On fait des trucs de dingue », crâne le docteur Prélaud, citant une récente opération de reconstruction maxillo-faciale sur un doberman qui a duré treize heures et nécessité la réalisation de plaques en titane avec de l'impression 3D. Ou l'ouverture en octobre 2023 au sein de l'hôpital d'une unité d'oncologie à même de traiter les cancers les plus compliqués. Notamment par chimiothérapie. « L'offre est de plus en plus pointue et nombre de maîtres sont prêts à offrir à leur animal des soins pour une fin de vie meilleure. Il y a encore cinq ou dix ans, on proposait surtout l'euthanasie lors du diagnostic de certains cancers ou de maladies graves, ce n'est plus le cas aujourd'hui. Cela correspond à une nouvelle demande de la société qui vient rencontrer une thérapeutique en constante amélioration et du matériel se perfectionnant sans cesse. »

C'est logique. Les chiens et chats sont devenus des membres de la famille. À ce titre, on souhaite – on exige parfois – qu'ils soient soignés comme tels. Quitte à parfois aller trop loin ? Audrey Hervey, praticienne à Brest, a de la peine pour ce vieux croisé berger de 14 ans qu'elle a reçu dans son cabinet début 2024 pour des douleurs articulaires. « Je l'ai envoyé passer un scanner qui a montré une tumeur dans la capsule articulaire du genou. Et des examens complémentaires que son foie est métastasé. Malgré cela, la propriétaire l'a amputé. Et actuellement il est en chimiothérapie. Elle adore son chien, elle veut faire le maximum pour lui, mais je trouve que c'est trop. Quel est le bonheur pour cette bête de vivre sur trois pattes et de vomir à cause de la chimio, surtout avec son problème hépatique, alors qu'on sait qu'il n'en a que pour quelques semaines ? En plus, son traitement coûte plusieurs milliers d'euros. Sans oublier le prix de l'hôtel car la dame doit emmener son chien dans une clinique à Rennes alors qu'elle habite à Brest. »

Comme le docteur Hervey, beaucoup sont assez réservés sur la chimiothérapie. D'autres avancées médicales suscitent également des débats au sein de la profession. En mai 2019, Tara, un chat chartreux de 3 ans, a reçu à Lyon (Rhône) la première greffe de rein en France. Cette pratique, courante aux États-Unis, représente un espoir pour les détenteurs de félins chez qui l'insuffisance rénale chronique constitue la seconde cause de mortalité. Mais outre son coût – 6 000 euros –, la transplantation nécessite un donneur. Ce qui pose une foule de questions quasi philosophiques. Le prélèvement implique-t-il la mort du chat donneur ? Ou alors va-t-il vivre moins longtemps ou dans un mauvais état ? N'y a-t-il pas un risque d'élever (et de vendre) des spécimens uniquement pour prélever leurs organes ? Par ailleurs, « même en contexte de soin, la question de l'utilité du geste doit être appréciée et interprétée, dès lors qu'il est susceptible de générer de la douleur, de la souffrance ou de l'angoisse, ce qui est presque inévitable », soulève le comité d'éthique de l'ordre des vétérinaires dans son avis[4]. Dans lequel il précise aussi que « l'accès aux soins et le type de soins proposés sont conditionnés par les ressources du propriétaire de l'animal. Le développement de "soins lourds", particulièrement lorsqu'ils sont "innovants", mettent un peu plus cette difficulté en lumière ».

En effet, et les vétos sont bien placés pour le savoir, le pouvoir d'achat de nos compatriotes n'est pas indexé sur les progrès de la médecine. Ni sur la force du lien qui unit les maîtres à leurs bêtes. En revanche, il a fortement souffert de la hausse des prix provoquée par la guerre en Ukraine. Là encore, tous les propriétaires ne sont pas logés à la même enseigne, comme le souligne une enquête relayée par l'UFC – Que choisir. Entre 2021 et 2022, les prix des principaux actes ont explosé à Nantes (+11,2 %) et Toulouse (+6 %) mais aussi dans des villes moyennes telles que Bourges (+15,8 %), Lorient (+17,7 %) ou Versailles (+24 % !). Le tarif pour une stérilisation de femelle labrador, de 316 euros en moyenne, s'échelonne de 100 à 600 euros selon les zones. Résultat, près d'un maître sur deux (48 %) a déjà renoncé à consulter à cause du prix élevé de la prise en charge[5]. Au point que

4. « Les soins vétérinaires jusqu'où ? », Comité d'éthique du Conseil national de l'ordre des vétérinaires, 2021.

5. « La santé animale et l'image des vétérinaires auprès des Français », Ifop, avril 2024.

beaucoup de cabinets ont dû prendre des mesures. Par exemple chez Madeleine Delcourt, à Meslay-du-Maine (Mayenne) : « Chers clients, vu l'augmentation des factures impayées, nous vous signalons que la clinique ne fait plus crédit », a-t-elle affiché à son comptoir. Situé entre la déchetterie et le garage Peugeot dans une zone industrielle à la sortie de ce village rural de Mayenne, à vingt-cinq kilomètres de Laval, la clinique du Fresne n'a pas la clientèle CSP+ d'Advetia. Le bâtiment de plain-pied au toit plat voit défiler toute la journée cette France qui tire le diable par la queue au point d'annuler les rendez-vous à partir du 15 du mois. Un bout du pays peuplé d'Atsem, d'ouvriers dans des entreprises d'engins agricoles, de retraités, d'employées dans des fromageries industrielles ou encore d'aides à domicile. Ce morceau d'Hexagone où l'on prend encore beaucoup de gros chiens pour garder les maisons isolées et où l'on ne castre pas les animaux « parce que ça coûte cher et que ça ne sert à rien » a subi de plein fouet l'augmentation du prix des croquettes : +18 % entre 2022 et 2023[6]. « Le paquet est passé de 17 euros à 20 euros », confirme Valérie, aide-soignante de 60 ans venue faire ausculter Chanel, l'un de ses douze chats, et vacciner Odessa, l'un de ses deux chiens. À seulement 4 mois, le

6. « Inflation : les prix des produits pour animaux flambent », Franceinfo.tv, 17 avril 2023.

léonberg un peu foufou qui balade sa truffe partout dans la salle de consultation pèse 22 kg. « Il va finir à plus de 50 kg quand il sera adulte. À terme, il va me coûter 120 euros par mois en nourriture. C'est quasiment ce que je dépense pour moi. » À l'instar de beaucoup de propriétaires, Valérie préfère se serrer la ceinture plutôt que de rogner sur le budget croquettes. La sexagénaire peut aussi compter sur l'aide de celle que tout le monde ici tutoie et appelle « Madeleine ». À l'issue de la visite, la doc ne facturera qu'une seule consultation à 42 euros pour les deux animaux. Elle fera aussi une ristourne de 20 % sur le vaccin d'Odessa.

Madeleine, quadra au physique ultra-sec de marathonienne, enchaîne les consultations. Entre une injection d'antidouleur à un berger allemand arthrosique, l'échographie d'une chienne de chasse et une prescription d'antiparasitaire, elle raconte la paupérisation de sa clientèle. Arrivée de sa Belgique natale en 2007, Madeleine a exercé pendant plus de vingt ans auprès des vaches et des moutons avant d'ouvrir sa clinique canine en 2020. « Des gens avec des problèmes d'argent, il y en a toujours eu. Désormais, la question du coût revient tout le temps. Cinq à six fois par jour, l'argent est un souci. Les clients demandent de plus en plus à régler en plusieurs fois, ou alors à ce que j'encaisse les chèques à la fin du mois. »

Les praticiens ruraux sont eux aussi confrontés à cette problématique. D'autant que chez les éleveurs,

« l'aspect économique passe en premier. Sur des petits veaux laitiers par exemple, le montant de mon intervention va être supérieur à ce que vaut la bête. En conséquence, je suis parfois considéré avant tout comme un centre de coût », soulève le docteur Février, installé depuis quarante ans dans le Cantal. Une de ses consœurs évoque les factures impayées qui s'entassent, menaçant sa trésorerie. Et que les exploitants règlent uniquement après le versement des aides de la PAC.

Revenons-en aux animaux de compagnie. Pour ne pas se mettre encore plus dans le rouge, certains propriétaires espacent les traitements, ou vont retarder une intervention trop onéreuse. D'autres font appel à la solidarité des internautes. Les associations de protection y avaient recours depuis longtemps. Mais avec l'inflation, on a vu pulluler les pages Facebook ou les cagnottes en ligne de particuliers et destinées à financer les soins de leur fidèle compagnon. Un exemple parmi des centaines : au printemps 2024, Chrystelle a récolté 4 000 euros pour Diamant, son chat adoré de 6 ans, atteint d'un œdème pulmonaire. « Sous oxygène et durétiques [*sic*], il a passé des radios une échographie cardiaque et d'autres examens. Un traitement sera mis en place. J'ai toujours entièrement assuré les frais [...] mais là c'est compliqué. En deux jours, les frais s'élèvent déjà à l'équivalent de mon mois d'allocation adulte handicapée », écrit la jeune femme sur le site Leetchi, photos de Diamant et factures à l'appui.

Parfois, il n'y a pas de sous de côté, pas de facilités de paiement suffisantes, pas de coup de pouce venu du web. Malgré tout l'amour qu'ils portent à leur bête, les maîtres doivent alors demander l'euthanasie de leur animal. Je l'ai vu dans un cabinet du Sud-Ouest. Un agriculteur à la retraite s'est résolu à faire piquer son épagneul touché par une méchante tumeur car il n'avait pas les moyens de débourser 700 euros de traitement. On est loin de la reconstruction maxillo-faciale chère au docteur Prélaud.

Ce « plafond de verre financier », selon les mots de Laurent Mangold, lui aussi biberonné à *Daktari*, est à l'origine de nombreuses tensions dans les cabinets. « Il y a un décalage entre ce que les gens voudraient et ce qu'ils peuvent se permettre. Lorsqu'on leur présente la facture, c'est comme si on les empêchait d'accéder à leur idéal. Cela peut être très douloureux à vivre pour eux, très frustrant. C'est dans ces moments-là que certains nous accusent de ne penser qu'au fric. » Autre reproche récurrent : « Si vous aimiez vraiment les animaux, vous les soigneriez gratuitement. »

La faute à la Sécu ? D'après tous les vétos que j'ai interviewés – je dis bien tous –, les frictions autour de l'argent sont aussi liées à notre système de protection sociale. Laurent Mangold résume la pensée de ses confrères : « En France, les gens ont l'impression que la médecine humaine est gratuite. Qui connaît le coût réel d'une prise de sang, d'un médicament, d'une radio ou d'une journée d'hospitalisation lorsque l'essentiel est pris en charge ? Alors évidemment, quand les propriétaires se rendent compte que l'IRM pour leur chat coûte 600 euros, ils tombent de haut. » Éric Bernard, installé à Saint-Pantaléon-de-Larch (Corrèze) regrette aussi, chez certains, « une baisse du respect du vétérinaire, qui n'est plus considéré que comme un simple prestataire de services ».

Sans attendre une improbable « Sécurité sociale des animaux », des solutions existent pour réduire la note. Notamment les mutuelles, SantéVet, Assur O'Poil, Fidanimo, mais aussi des acteurs plus classiques tels que Generali ou le Crédit mutuel... Une foule d'entreprises proposent désormais d'assurer son yorkshire ou son furet à un tarif de base allant de 8 à 20 euros. Avec une vraie marge de progression : à l'heure actuelle, seulement 7 % des 26,5 millions de chiens et chats sont assurés en France, contre 80 % en Suède. Vanessa, l'une des habituées de Madeleine Delcourt, en fait partie. Cet après-midi, elle a amené Patxi, son matou, qui n'arrête pas d'éternuer à cause du coryza. Tandis que la véto nettoie d'un geste assuré les yeux purulents du greffier blanc et roux, sa maîtresse explique avoir souscrit une mutuelle pour lui ainsi que pour son chihuahua Sweetie : « Je paie 45 euros par mois pour les deux, mais j'ai l'esprit tranquille. Surtout en cas de coup dur. Au début des années 2000, le chien de mes parents avait eu les pattes cassées après avoir été renversé par une voiture. Ça leur avait coûté 1 800 francs. Aujourd'hui, ce serait minimum 1 500 euros », croit savoir la conductrice de bus de 49 ans. Au moment de régler l'addition de 62 euros, elle demande « si c'est possible de tirer le chèque d'ici une quinzaine de jours ». « Pas de soucis », dit Madeleine en la raccompagnant.

Toujours prête à accorder une réduction ou donner les restes d'une plaquette de médicaments, cette dernière s'investit aussi dans l'association Vétérinaires pour tous (VPT). Lancé en 2022 et financé par l'État dans le cadre du plan France Relance, le dispositif s'adresse aux plus précaires. Concrètement, les détenteurs d'animaux bénéficiant des minimas sociaux (RSA, minimum vieillesse, etc.) peuvent les faire soigner à moindre coût (à raison d'un animal par foyer) dans l'une des 1 700 structures cliniques membres du réseau. Un tiers de la facture est pris en charge par l'association et un deuxième tiers est abandonné par le praticien. Le dernier tiers demeure à la charge du maître. « De tout temps, nous avons soutenu nos clients en abandonnant des honoraires, ou en mettant en place des facilités de paiement. Mais l'inflation et la crise économique ont aggravé les difficultés financières. C'est devenu un phénomène de société », ajoute Claude Paolino, le président de VPT. La preuve : en 2023, l'association a enregistré 2 109 demandes d'aide, soit une augmentation de 112 % par rapport à 2022. Les démarches engagées concernent majoritairement des pathologies et principalement des chiens. Mais, se félicite Claude Paolino, « les actes préventifs, notamment la vaccination ou la stérilisation, progressent. Tout comme l'identification, pierre angulaire de la protection animale, et les campagnes de stérilisation des chats dont la reproduction incontrôlée pose des problèmes de santé publique et de maintien de la biodiversité ». Les « vétos solidaires » vont également au contact des SDF. Beaucoup vivent dans la rue avec un chien, mais rechignent à passer la porte d'un cabinet. En partenariat avec les structures Gamelles Pleines, à La Rochelle (Charente-Maritime), ou le Samu Social à Paris, les membres de VPT participent à des maraudes ou des consultations ponctuelles pour ces démunis.

Le business, lui, ne connaît pas la crise. Indifférent à la précarisation d'une partie des amoureux des animaux, le marché des soins pour les bestioles affiche une forme insolente. Entre 2016 et 2024, le chiffre d'affaires du secteur est passé de 3,5 milliards d'euros à 5 milliards[7]. La rentabilité du secteur aiguise les appétits de multinationales ou de fonds de pension. Depuis cinq ans, des géants tels IVC Evidensia (groupe Nestlé), Sevetys, AniCura (Mars Petcare) ou Mon Véto rachètent à tour de bras les petits cabinets indépendants qui constituaient le tissu français pour les fusionner dans des établissements proposant un large éventail d'actes allant de la vaccination à la chirurgie la plus poussée. Un chiffre illustre cette boulimie. En 2017, seulement 2 % des vétérinaires spécialisés dans les animaux de compagnie étaient salariés d'un groupe possédant plusieurs cliniques. Au moment où ce livre était imprimé, la proportion devait friser les 50 %[8]. Entamé aux États-Unis il y a trente ans, ce mouvement de consolidation rappelle celui qui a touché les laboratoires d'analyses médicales ou les centres dentaires de ce côté-ci de l'Atlantique ces dernières années. Menace-t-il l'indépendance des vétérinaires ? C'est ce que dénonce le Conseil national de l'Ordre, qui a radié plusieurs centaines de ces cliniques « corporate » en 2019. Une mesure confirmée par le Conseil d'État en juillet 2023. « Les fonds financiers derrière ces rachats ne sont pas des philanthropes, souligne Laurent Perrin, le président

7. Étude Xerfi déjà citée.

8. Luc Bronner, « Les soins vétérinaires, un marché florissant », *Le Monde*, 6 juin 2023.

du Syndicat national des vétérinaires libéraux (SNVEL). Ils vont vouloir un retour sur investissement. Notre crainte, c'est qu'il y ait une pression pour orienter les prescriptions ou une incitation à multiplier les actes les plus rentables. Pour autant, il ne faut pas tomber dans les procès d'intention, et des garde-fous existent pour parer à d'éventuelles dérives ».

Dans sa clinique de Mayenne, Madeleine Delcourt partage ces appréhensions. Elle-même a été approchée en 2023 pour vendre son entreprise « une fois et demie ce qu'elle vaut ». Une véto d'une zone rurale du sud de la France m'a quant à elle confié avoir cédé à un grand groupe son petit cabinet, où elle officiait seule, 500 000 euros. Une aubaine. Mais les rachats se soldent quasi toujours par une augmentation des tarifs. D'après les grilles tarifaires que j'ai pu consulter, les honoraires dans les établissements rachetés autour de chez Madeleine ont bondi de 30 %. La stérilisation d'une chienne de 20 kg dans ces cliniques autour de Laval coûte 1 000 euros, contre 300 euros à Meslay-du-Maine. Et à l'avenir ? D'un côté, ceux qui pourront supporter le coût de la santé de leur animal. De l'autre, ceux qui devront l'euthanasier ou l'abandonner. « Le risque, c'est d'aboutir à une médecine à deux vitesses » prévient Madeleine Delcourt.

Chapitre 7

L'euthanasie, un geste lourd et régulier

10 mars 2024. Après plusieurs mois de réflexion et de multiples reports, Emmanuel Macron présente enfin son projet de loi ouvrant une « aide à mourir ». Le texte prévoit notamment la mise à disposition, « sous conditions strictes », à une personne en fin de vie, d'une substance létale pour qu'elle se l'administre ou se la fasse administrer. Le projet, renvoyé depuis aux calendes grecques suite à l'éparpillement façon puzzle de l'Assemblée nationale le soir du 9 juin 2024, avait suscité des heures et des heures de débats et fait couler des litres d'encre. Pour ne pas heurter les sensibilités, notamment religieuses, le président avait assumé de « prendre le temps », organisant une convention citoyenne, et multipliant les échanges avec des personnalités de l'éthique, du monde médical et des cultes.

En revanche, Emmanuel Macron n'avait pas consulté – en tout cas pas de manière officielle – ceux qui pourtant connaissent le mieux le sujet de l'euthanasie :

les vétos. « Je suis très étonnée que dans les comités scientifiques et d'éthique qui ont été sollicités sur cette question sociétale extrêmement importante, il n'y ait pas, à ma connaissance, de vétérinaires. Car s'il existe une profession qui est confrontée à la mort, c'est bien la nôtre », regrette la docteure Dominique Autier-Dérian. Encore plus avec la nouvelle place qu'occupe l'animal dans les familles. Pendant des siècles, on n'a pas fait grand cas du trépas d'un chien ou d'un chat – ne parlons pas des poules ou des vaches. De nos jours, la disparition du compagnon qui partage notre vie est semblable à celle d'un être cher. D'où un deuil qui s'apparente de plus en plus à celui d'un humain d'après les témoignages des vétos.

Ces derniers se rappellent très bien du matou amené en urgence après avoir été percuté par une voiture et qu'ils n'ont pas pu sauver. De la brebis décédée pendant un accouchement difficile. Ou bien du toutou qui ne s'est pas réveillé d'une intervention chirurgicale *a priori* bénigne. Marie Tanguy, fondatrice du site spécialisé Dr Patounes, cite une petite cavalier King-Charles, arrivée en détresse respiratoire dans la clinique d'urgence où elle était salariée en 2019. « La chienne s'étouffait au fur et à mesure. C'était assez terrible à voir. Dix minutes après son arrivée, elle s'est éteinte, asphyxiée, sans que je comprenne vraiment pourquoi. Il s'est avéré qu'elle avait mangé de la pâte à pizza, qui a gonflé dans son ventre jusqu'à la tuer. Ce qui m'a marqué, c'est comment quelque chose de très anodin comme une soirée pizza peut déboucher sur un drame. Cela m'a convaincue de la nécessité de faire de la prévention. »

Au-delà de fréquenter la mort au quotidien, les vétos peuvent aussi la donner. Leur vocation est de tout mettre en œuvre pour l'éviter, mais, dans certains cas, ils doivent conseiller et pratiquer l'euthanasie. Selon la définition du Conseil national de l'ordre des vétérinaires, celle-ci consiste à « provoquer la mort d'un animal par voie parentérale (c'est-à-dire par injection) en entraînant une perte de conscience rapide et irréversible garantissant un minimum de douleur et de détresse […] ». Dans l'immense majorité des cas, elle se déroule en deux étapes. Tout d'abord le vétérinaire endort la bête en lui administrant un anesthésiant. Puis il lui injecte un médicament létal, souvent du pentobarbital, un puissant barbiturique, qui va entraîner l'arrêt respiratoire et cardiaque. Un ultime spasme des pattes, puis le corps s'affaisse. C'est fini. Parfois, la scène est plus violente. Lors de l'épizootie de grippe aviaire qui a décimé les élevages des Pays de la Loire entre 2021 et 2022, les services sanitaires ont ainsi dû avoir recours au gazage par dioxyde de carbone pour abattre plusieurs millions de volailles.

L'euthanasie peut en effet être justifiée par « une raison réglementaire, par une raison impérieuse d'intérêt général sanitaire ou environnementale », précise le conseil de l'Ordre. Par exemple, on vient de le voir, une maladie dont la propagation menace la santé publique. Autre éventualité : une suspicion de rage, comme pour Toki, un bichon maltais de 2 ans seulement, envoyé *ad patres* en février 2024 à Hyères (Var) parce qu'il avait côtoyé un molosse contaminé. Les analyses post-mortem montreront que Toki n'était pas infecté. Par ailleurs, tout canidé qui mord quelqu'un va être mis sous surveillance pendant deux semaines. Le temps de voir s'il a la rage, mais aussi qu'un vétérinaire évalue son comportement. Ce qui peut aboutir, dans le cas de chiens particulièrement agressifs et dangereux, à des euthanasies ratifiées par la justice.

Reste que les vétos piquent avant tout pour raison médicale. Françoise Bussiéras a ouvert la clinique pour animaux de compagnie de la Vallée d'Aspe, à Oloron-Sainte-Marie, cité béarnaise de 11 000 habitants bordant le gave d'Ossau, en 1993. Elle est convaincue que « donner la mort fait complètement partie de [s]on métier ». « Quand il n'y a plus de solution thérapeutique, que l'animal souffre trop, notre rôle de soignant est de l'accompagner pour qu'il parte dans les meilleures conditions possibles. Surtout qu'à ses côtés, on a souvent un maître qui souffre aussi. C'est dur de voir son chien ou son chat avoir mal, d'être réveillé la nuit par ses cris de douleur ou de devoir le porter parce qu'il a l'arrière-train paralysé. Des gens font des dépressions », souligne celle qui, forte de cette expérience, se dit favorable à l'euthanasie pour les humains qui le souhaitent.

En médecine vétérinaire, le principal intéressé ne peut pas donner son avis. Ni même exprimer avec précision sa douleur. La décision d'abréger ses souffrances est donc le fruit d'un accord entre son propriétaire et le véto. Ça, c'est quand tout se passe au mieux. Car les praticiens se retrouvent aussi confrontés à des demandes d'euthanasies dites « de convenance » ou de « confort ». Lors d'une intervention le 3 décembre 2022 à l'occasion du congrès Pet Revolution, le docteur Thierry Bedossa a établi à 45 000 par an le nombre de ces actes effectués chaque année par des confrères sans que l'état de santé de l'animal le justifie. Un nombre difficile à étayer. Il n'existe pas de chiffre officiel du nombre d'euthanasies effectuées en France. Essayons cependant un calcul. On compte 18 000 vétérinaires canins en 2023, lesquels réalisent ce geste chacun soixante fois par an – ce qui équivaut en termes de poids sur les épaules à annoncer au moins un cancer en phase terminale par semaine. Cela fait un total de 1 080 000 euthanasies. Si on recoupe avec les 870 000 crémations d'animaux effectuées en 2019, dont 85 % au moins mis à mort par le véto, on arrive à une estimation de 1 million – 1 million ! – d'euthanasies par an, jugée solide par mes interlocuteurs[1].

Une chose est certaine : dans tous les cabinets de l'Hexagone, les praticiens ont eu affaire à ces maîtres dont la bestiole n'est pas mourante, mais qui souhaiteraient la faire piquer. Les situations sont variées. C'est la portée de chatons dont on ne sait pas quoi faire, le teckel de la grand-mère décédée dont personne dans la famille ne veut assumer la garde, le berger allemand qui en prenant de l'âge coûte trop cher en soins. « Une fois, un monsieur m'a apporté sa chatte, certes vieillissante, mais qui n'était pas du tout condamnée. Il m'a dit “elle ne ronronne plus, c'est bien la preuve qu'il faut en finir” », s'étrangle une vétérinaire du grand Ouest. Le praticien a toujours la possibilité de refuser d'appuyer sur la seringue. Le risque étant alors que le propriétaire abandonne l'animal en forêt. Ou qu'il s'en débarrasse lui-même à coups de pelle.

Françoise Bussiéras évoque un comportement opposé. Celui des maîtres, qui, malgré l'état de santé de leur compagnon à quatre pattes, refusent d'envisager qu'on lui inocule la dose fatale. Soit parce qu'ils y sont trop attachés et n'arrivent pas à se résoudre

1. Article paru dans *La Dépêche vétérinaire* n° 1489 de juin 2019.

à le laisser partir, soit, faisant écho aux débats que suscite le projet de loi sur la fin de vie, parce qu'ils sont opposés au principe même de l'aide à mourir pour des raisons religieuses ou éthiques. « J'ai notamment souvenir il y a plusieurs années d'un berger suisse atteint de la maladie de Carré, une affection virale qui provoque une paralysie progressive. Le monsieur refusait catégoriquement l'euthanasie. C'était contre ses croyances. » La Béarnaise a donc mis en place des traitements pour atténuer les souffrances de la pauvre bête jusqu'à son dernier soupir. Des soins palliatifs en somme, semblables à ceux dispensés aux malades humains en stade terminal.

Même quand elle est décidée et acceptée, la mort reste toujours un moment très spécial pour celui qui l'inflige. Ici se joue une particularité du métier de vétérinaire, pas toujours facile à vivre. Julie Beretvas ne l'a jamais supporté. « J'étais bouleversée par l'innocence des animaux qui ne comprenaient pas ce qui leur arrivait, leur regard apeuré lors du dernier moment, et le fait de voir la vie quitter leurs yeux. J'avais l'impression qu'ils pressentaient ce qui allait se passer, explique la vétérinaire de 37 ans qui s'est depuis réorientée vers l'imagerie médicale, notamment pour ne plus avoir à injecter la mort. On m'avait dit que c'était normal au début, que je m'y ferais. Mais ça a été de pire en pire. La détresse des maîtres me touchait aussi énormément. »

François Bussiéras confirme. « C'est un déchirement. Il m'arrive de pleurer avec les propriétaires, si ce sont des animaux que je suis depuis leur naissance par exemple. Mais c'est dans ces instants que notre mission auprès des gens prend tout son sens. On leur propose toujours d'assister à l'acte, sans l'imposer. Il faut être sûr de soi, bien faire le geste technique pour que l'animal s'endorme tout doucement. Après, souvent, les maîtres nous remercient. » *A contrario*, l'euthanasie cristallise aussi le ressentiment ou le sentiment d'impuissance des propriétaires. Certains, fous de tristesse, pètent les plombs et s'en prennent au médecin, qu'ils tiennent pour responsable de leur douleur.

Le départ d'un compagnon avec qui on a partagé bien plus que son quotidien laisse chez d'autres un trou dans le cœur que rien ne peut venir combler. Notamment chez des seniors qui ont une relation particulièrement forte avec leur bête. Audrey Hervey voit encore les larmes rouler sur les joues ridées de ce monsieur très âgé au moment de dire adieu à son berger allemand. Nous sommes au début des années 2010 sur la côte bretonne. La véto suit depuis plusieurs semaines ce vieux cabot en fin de vie. Au fil des consultations, le maître lui raconte que c'est le chien de sa femme. Il lui partage aussi qu'il a rencontré cette dernière dans les camps de concentration, qu'ils se sont mariés après-guerre, et qu'ils ont passé toute leur vie ensemble jusqu'à ce qu'elle décède il y a deux ans. Le vieillard la supplie enfin de sauver ce chien le reliant encore à sa défunte épouse. Hélas, le berger allemand est trop souffrant, et Audrey doit finalement mettre fin à ses jours. « Le monsieur est resté deux heures dans la salle avec le corps. J'étais à côté, je l'entendais parler à son chien, à sa femme. Quand il est sorti, il ne parlait plus. Juste un signe de la main, et il a passé la porte du cabinet. » Audrey Hervey ne l'a jamais revu. Elle est convaincue que le veuf est décédé peu après. « Des personnes âgées attendent que leur animal parte pour pouvoir eux-mêmes mourir. Ils ne savent pas ce qui va lui arriver s'ils ne sont plus là, alors ils tiennent pour pouvoir s'en occuper. C'est la dernière chose qui les fait se sentir utiles et qui les pousse à sortir de chez eux. Quand leur bête s'en va, quelque part, ils lâchent prise et se laissent glisser vers la tombe. » Ils savent ce qui les attend : un appartement ou une maison vide, avec une laisse et un panier, désormais inutiles. L'émotion perle parfois là où on l'attendait le moins. Par exemple au coin de l'œil de cet éleveur impressionnant et charismatique, représentant syndical, que Julien Le Tual, praticien en rurale à 50 kilomètres de Nantes, a vu pleurer lorsqu'il a été contraint de tuer sa vache préférée après une fracture.

Cette fréquentation quotidienne de la Camarde ne laisse pas les vétos indemnes. Leurs cabinets ressemblent parfois à des morgues. Passer dix fois par jour devant un frigo où reposent les cadavres congelés dans des housses classées par taille en attendant d'être emportés par les services funéraires sape le moral. Selon une étude ayant eu un large écho dans le milieu[2], la proximité de la Grande Faucheuse constitue un des facteurs du gros coup de blues qui les mine depuis quelques années (voir chapitre 5). Ce malaise profond se traduit entre autres par un risque de suicide « trois à quatre fois supérieur à la population générale ». Et, encore plus étonnant, « deux fois supérieur aux professions de médecine humaine ». Comment se fait-il que des soignants qui ne s'occupent « que » d'animaux aient plus envie de se foutre en l'air que des docteurs qui ont entre leurs mains la vie d'hommes, de femmes et d'enfants ? « Quand on leur demande d'aborder leurs situations professionnelles tristes ou stressantes, les vétérinaires parlent tous très rapidement des euthanasies qu'ils pratiquent quotidiennement. Tous les témoignages convergent sur la difficulté émotionnelle

---

2. « La santé au travail des vétérinaires : une recherche nationale », Didier Truchot, 2022.

de l'acte, même avec de l'expérience professionnelle. » L'acte technique est décrit comme plutôt facile mais il est difficile aux praticiens de gérer les émotions des patients et leurs propres émotions, détaille l'étude, parmi différentes explications.

Jusqu'à en faire des cauchemars. C'est le cas d'Emmanuelle Parez, installée à Angers (Maine-et-Loire) depuis plus de trente ans. Même si elle en a une longue expérience, euthanasier demeure une épreuve. « Nous le vivons tous très mal. Quelque part, nous sommes des bourreaux. Bien sûr, il y a les animaux arrivés au bout du bout, et dans ces cas-là nous les soulageons. Mais, des fois, je trouve qu'on les arrête trop tôt. Je ne parle même pas des euthanasies de confort, mais des propriétaires qui disent "il souffre" alors qu'il n'est pas mourant. Et si vous, vous étiez vieux, et que vous aviez de l'arthrose, vous voudriez qu'on vous tue ? Sans oublier ceux qui vous laissent le chien comme un paquet et s'en vont avec des larmes de crocodile, sans même assister à son départ », dénonce la véto, saisie d'une colère froide derrière son bureau. Emmanuelle Parez dresse le parallèle avec une éventuelle évolution de la législation sur la fin de vie en France. « Ce qui doit justifier l'euthanasie, c'est la souffrance. Mettons en place davantage de soins palliatifs plutôt que de promouvoir l'aide à mourir.

En tout cas, je souhaite bien du courage aux médecins qui devront pousser la seringue », grince la sexagénaire. Avant de pointer un dernier élément jouant un rôle important dans le risque élevé de suicide parmi ses confrères : la disponibilité, là, dans leur armoire à pharmacie, de produits létaux. « On sait très bien comment partir sans douleur. »

Le sujet de la mort de l'animal est d'autant plus sensible qu'elle est aujourd'hui vécue comme celle d'un être humain. Selon un sondage d'Esthima, le leader des pompes funèbres pour les bêtes, 90 % des maîtres ayant vécu une disparition disent qu'elle a été aussi difficile que pour un proche[3]. Pas surprenant quand on apprend, dans la même étude, que 88 % des personnes interrogées aiment autant leur fidèle compagnon qu'un frère, une sœur ou un parent. Et que plus de 25 % d'entre elles vont jusqu'à le comparer à un enfant.

Problème : un petit d'homme vit beaucoup plus longtemps qu'un animal. Même si on les adore et qu'on les soigne de mieux en mieux, les chiens et les chats ont une existence plus courte que la nôtre : entre treize et vingt ans au mieux. Pour Jessica Serra, éthologue et directrice de « Monde animaux », une

---

3. « Les Français et la fin de vie de leur animal de compagnie », étude Esthima/Woopets, 2022.

collection de livres consacrée aux bêtes, « on a beau le savoir, cela arrive toujours trop tôt. Quand il meurt, on a l'impression de perdre un membre de la famille précocement ». Une tristesse renforcée par la fameuse anthropomorphisation, et notamment cette tendance des chiens ressemblant à des bambins. « Les *pets parents* ont le sentiment de perdre non seulement un membre de la famille, mais de perdre un enfant », estime Jessica Serra. Pour elle, « le décès va aussi parfois marquer la fin d'une période importante. Par exemple, certains couples vont adopter un chien avant d'être parents. Les enfants arrivent, il va grandir et évoluer avec eux. Et d'un seul coup, il a 12 ans, il meurt. Les gens se rendent compte à ce moment-là que leurs enfants ont grandi. C'est comme si avec leur chien, c'est une part de leur vie qui disparaissait. Ils doivent traverser plusieurs deuils. »

Une telle douleur paraît exagérée aux yeux de certains – en général, ceux qui ne l'ont pas vécue. 26 % des personnes sondées par Esthima ne se sont pas senties comprises lorsqu'elles ont pleuré leur animal et 54 % se sont senties accueillies uniquement par des proches. « Ce n'est qu'un chat ! » « Tu n'as qu'à en reprendre un ! » « Tu te doutais qu'il mourrait jeune. » Voici ce que peuvent s'entendre dire des amoureux des bêtes en réponse à leur chagrin. Cependant, la société évolue. La SPA, Wamiz et d'autres entreprises du secteur animalier offrent ainsi à leurs salariés un jour de congé payé supplémentaire en cas de décès de leur animal. Le deuil animalier est même devenu un genre littéraire à lui tout seul, qui touche des centaines de milliers de lecteurs. *Le petit chat est mort*[4] de Xavier Dumoulins ou *Assise, debout, couchée*[5] d'Ovidie mettent des mots sur ce que Cédric Sapin-Dufour, l'auteur du best-seller *Son odeur après la pluie*[6] vendu à 400 000 exemplaires, appelle « ce fichu manque ».

Les vétérinaires sont aux avant-postes de cette évolution. C'est pour aider les familles à gérer la fin de vie de leur compagnon à quatre pattes que Marie Cibot a créé Solâme début 2024. Cette véto de 38 ans a un parcours atypique. Après avoir décroché son diplôme en 2012, elle rédige une thèse universitaire en éthologie qui l'amène en Ouganda pour étudier des chimpanzés sauvages. Depuis, elle y passe plusieurs semaines par an, en parallèle de ses autres activités. Entre 2017 et 2023, elle est salariée dans des cliniques de clientèle canine à Ploemeur et Larmor-Plage (Morbihan). « Assez vite, je me suis rendu compte que je ne détestais pas les consultations d'euthanasie car ce sont des moments où ce lien d'amour entre

4. Flammarion, 2020.
5. JC Lattès, 2024.
6. Stock, 2023.

l'Homme et l'animal est le plus fort. J'ai réalisé aussi l'importance que cela se passe bien, pour l'animal, pour le propriétaire et aussi pour l'équipe soignante. » Marie Cibot se forme entre autres aux soins palliatifs et à la fin de vie auprès de l'American Animal Hospital Association ainsi qu'à l'accompagnement au deuil humain. À travers son entreprise Solâme, elle prodigue désormais des traitements spécifiques aux chiens et aux chats âgés. Quand la fin approche, celle qui est aussi formée en prise en charge de la douleur propose des entretiens d'aide à la décision – au tarif de 68 euros – « pour aider les familles à juger de la qualité de vie de leur animal, évaluer sa douleur, répondre à leurs questions, afin qu'ils fassent un choix éclairé. Nous échangeons aussi sur la façon dont ils aimeraient organiser son départ ».

Parmi les possibilités apparues récemment, l'euthanasie à domicile. Plus intime, plus digne, plus humaine, pourrait-on dire, qu'une piqûre administrée sur une table en métal. Marie Cibot se souvient de Calypso, une chatte européenne de 17 ans atteinte d'insuffisance rénale chronique et d'hyperthyroïdie. La vieille minette au pelage tigré est trop fatiguée. La décision d'abréger ses souffrances s'impose. Le jour de ce qu'il convient d'appeler une cérémonie, la famille entière est réunie autour de Calypso. Il y a là, assis sur le canapé dans cette maison de la côte bretonne, devant un feu de cheminée, la maman et ses trois enfants de 7, 10 et 16 ans, le papa, qui a quitté le domicile depuis, mais a vécu de longues années avec la chatte, ainsi que les grands-parents. Des fleurs, des dessins, des bougies ont été disposés dans la pièce. Marie Cibot effectue une première injection pour tranquilliser le félin avant de pousser *via* une voie veineuse le liquide létal, postée légèrement en retrait. Calypso s'éteint doucement dans les bras du grand garçon de 16 ans. « La pièce était remplie d'amour. C'était triste mais aussi extrêmement chaleureux et d'une douceur infinie. Puis chacun des membres de la famille est venu glisser un mot ou faire une ultime caresse à la minette, dans le silence. Un moment très beau, très émouvant. » Le corps de la chatte a été incinéré, et ses cendres placées dans une urne enterrée au pied d'un arbre devant la maison. Autour, les enfants ont placé des galets sur lesquels ils ont fait des dessins pour leur Calypso.

Finie l'époque pas si lointaine où les cadavres des chiens et des chats étaient collectés directement chez le véto par le service d'équarrissage pour finir recyclés en farines destinées à l'agro-industrie. Conséquence de l'interdiction d'inhumer son compagnon à quatre pattes dans son jardin, le secteur des pompes funèbres animalières se développe depuis une vingtaine d'années. « Lorsque la maladie ou la vieillesse l'emporte, de plus en plus de propriétaires d'animaux souhaitent honorer la mémoire de leur défunt animal. De nos jours, la gestion post-mortem d'un animal de compagnie a évolué afin de correspondre bien mieux aux attentes des propriétaires ainsi qu'aux réglementations environnementales » détaille Esthima, l'initiateur de ce marché en plein boom, sur son site Internet. Créé par des vétos du nord de la France en 1995, le groupe compte actuellement seize crématoriums et trois centres funéraires répartis dans toute la France. En 2023, il a réalisé un total de 650 000 incinérations, dont un nombre croissant de crémations individuelles. Les maîtres peuvent choisir d'organiser une cérémonie privée, avec toilette funéraire, recueillement auprès du corps, salon privatif et message dans un livre d'or. Au terme de l'incinération, les cendres sont placées dans une urne qui va rejoindre le domicile des maîtres. Ou, pour ceux qui le souhaitent, dans un pendentif afin de garder « au plus près de vous le souvenir de votre compagnon » écrit Esthima. Compter entre 31 et 147 euros. Des vétérinaires m'ont raconté aussi que beaucoup de personnes veulent conserver le collier de leur chihuahua ou une touffe de poils de leur angora. Voire ses griffes ou ses dents, ce qui est interdit.

L'attachement à l'animal est parfois si fort, sa disparition tellement insupportable, que certains n'hésitent pas à le… cloner. Après le décès en 2017 de Conan, son mastiff anglais adoré, le président argentin Javier Milei – surnommé le « Trump argentin » pour ses outrances – a eu recours aux services d'un laboratoire aux États-Unis, où la discipline est autorisée. Bilan : quatre copies de son regretté Conan, que Milei appelle ses « enfants à quatre pattes ». De son côté, la chanteuse et actrice américaine Barbra Streisand a répliqué Sammie, une femelle coton de Tuléar, décédée elle aussi en 2017. « Ses poils étaient bouclés alors que ceux de la plupart des autres cotons de Tuléar sont lisses. Elle était différente, comme moi quand j'étais petite. Et Sammie était ma petite fille », justifie l'interprète de « Woman in Love » dans ses Mémoires intitulées *My Name is Barbra*. Interdit dans l'Union européenne, le clonage n'est pas qu'une lubie de chef d'État un peu barré ou de stars excentriques. Aux États-Unis et en Chine, des entreprises proposent déjà aux maîtres endeuillés de recréer à l'identique leur toutou ou leur minou décédé à partir d'une seule cellule. Le prix ? Jusqu'à 45 000 euros en fonction de la taille de l'animal. Un business florissant qui soulève des questions éthiques vertigineuses. Pour l'ensemble de la société, pas seulement pour les vétos.

Chapitre 8

La notion de « bien-être » a gagné l'animal

C'est une vague que les vétérinaires ont vu grossir depuis vingt ans, jusqu'à se répandre dans tous les recoins de la société. Témoins privilégiés du monde agricole et, parfois, des excès de l'élevage industriel, les vétos ruraux ont assisté en avant-première, lors de leurs tournées, à l'apparition de la thématique du bien-être animal, bientôt suivis par leurs homologues officiant auprès des chiens et des chats. Aujourd'hui, tous les Français ou presque se soucient du sort des bêtes. Fin 2023, 92 % de nos concitoyens estimaient que le bien-être des animaux d'élevage devait être mieux protégé[1]. Ceux de compagnie ne sont pas en reste puisque 85 % des Français souhaitent les voir mieux traités.

De quoi s'agit-il exactement ? Le bien-être d'un animal « est l'état mental et physique positif lié à la

1. « Attitude des Européens à l'égard du bien-être animal », Eurobaromètre 2023, publié par la Commission européenne.

satisfaction de ses besoins physiologiques et comportementaux, ainsi que de ses attentes. Cet état varie en fonction de la perception de la situation par l'animal », selon la définition de l'Agence nationale de sécurité sanitaire de l'alimentation, de l'environnement et du travail (Anses) qui fait référence dans l'Hexagone. Plus précisément, cet état repose sur cinq principes : ne pas souffrir de faim, de soif et de malnutrition ; ne pas souffrir de stress physique et thermique ; être indemne de douleurs, de blessures et de maladies ; avoir la possibilité d'exprimer les comportements normaux de son espèce, et enfin être protégé de la peur et de la détresse.

Quand Luc Mounier a commencé à travailler sur la question en 2001, on était loin du compte. À l'époque, personne parmi ses confrères vétos – ni d'ailleurs dans le reste de la société – ne s'intéressait vraiment au ressenti des bêtes. « Quelques chercheurs de l'Inrae (Institut national de recherche pour l'agriculture, l'alimentation et l'environnement) menaient bien des études sur leur cognition et leurs émotions, mais cela restait très confidentiel », m'explique en visio celui qui dirige depuis 2018 la chaire Bien-être animal de VetAgro Sup Lyon – une structure unique en France. L'article L214 de la loi du 10 juillet 1976 relative à la protection de la nature stipulait bien que « tout animal étant un être sensible doit être placé par son propriétaire dans des conditions compatibles avec les impératifs biologiques de son espèce » mais tout le monde ou presque l'avait oublié. « C'était tellement un non-sujet qu'on ne l'enseignait même pas dans les écoles vétérinaires », ajoute Luc Mounier.

Les choses changent au tournant des années 2010, notamment suite aux avancées scientifiques prouvant de manière incontestable que les bêtes éprouvent de la douleur, du stress, de la peur… Des grilles basées sur des critères physiologiques, comportementaux ou sanitaires permettent d'évaluer précisément si une vache, un chien ou un cheval souffre, et à quel degré. Les notions voisines de « *wellbeing* » (bien-être) et de « *wellfare* » (bientraitance) émergent. De quoi étayer la prise de conscience des dérives de l'élevage industriel qui s'opère à ce moment-là. Pour Luc Mounier, celle-ci s'explique par deux évolutions profondes de nos modes de vie. D'une part, on ne cesse de le voir au fil de ces pages, les animaux de compagnie, chien et chat en tête, sont presque des personnes. On leur prête des caractéristiques et des sentiments humains. On respecte leurs besoins, et même un peu plus. D'autre part, l'urbanisation et la tertiarisation du pays depuis la fin des Trente Glorieuses ont éloigné une très grande partie des Français du monde rural. « Avant, tous les enfants allaient faire un séjour à la campagne chez un grand-père ou une tante, où ils voyaient trois poules, deux lapins, un cochon… Il y avait un contact, une approche pragmatique qui s'est perdue. Du coup, les consommateurs se sont mis à rejeter certaines conditions d'élevage qui ne correspondaient pas à leur vision idéalisée du monde animal. » Le tout s'inscrit sur fond d'urgence écologique. Les canicules à répétition, la réduction dramatique de biodiversité ou encore la fonte de la banquise font de l'avenir de la planète et de ceux qui la peuplent – tous, pas seulement les bipèdes – une préoccupation croissante. Les cris d'alarme se multiplient. L'accord de Paris de 2015, qui prévoit la réduction de 43 % des gaz à effets de serre d'ici 2030 pour limiter le réchauffement du globe fait la une des journaux. Bientôt, une Suédoise végane de 15 ans, Greta Thunberg, lancera un mouvement mondial de grève des lycéens pour sauver le climat.

C'est dans ce contexte qu'émerge L214. Créée fin 2008, l'association, qui milite pour l'abolition pure et simple de l'élevage, doit son nom au fameux article de la loi de juillet 1976. Elle s'est fait connaître en 2016 par des vidéos chocs tournées clandestinement dans des abattoirs. Truies pendues et saignées encore conscientes, poussins broyés vivants, bovins égorgés sans étourdissement se débattant désespérément sur la table d'affalage… Les images, insoutenables, sont vues des millions de fois sur les écrans des portables ou des ordinateurs. Elles dépassent très largement l'audience des associations historiques de défense des animaux : la SPA, la fondation Brigitte Bardot, 30 millions d'amis, ou, pour les animaux de rente, l'Œuvre d'assistance aux bêtes d'abattoirs.

Les végétariens et leurs cousins jusqu'au-boutistes, les végans, ne sont pas nés avec Internet. Dans les années 1970, les écolos se battaient déjà pour une agriculture plus respectueuse du bétail. « Il y a vingt ans, l'association de protection des animaux Peta (People for the Ethical Treatment of Animals) avait marqué les esprits avec ses actions coup de poing contre la fourrure », resitue par ailleurs Estelle Prietz, responsable de la commission Protection et bien-être animal au sein du Conseil national de l'Ordre des vétérinaires. Ordre, qui, soit dit en passant, n'a vu la possibilité de s'exprimer sur le bien-être animal inscrit dans ses missions institutionnelles qu'en… 2015. « Par le biais des réseaux sociaux, cette nouvelle génération d'associations cash et parfois clash a diffusé le message à grande échelle », ajoute la praticienne, qui a observé cette montée en puissance depuis sa clinique de Six-Fours-les-Plages (Var).

Sous la pression de l'opinion publique, la législation a évolué. La loi sur l'agriculture et alimentation de 2018 a instauré plusieurs mesures, dont la mise en place de la vidéosurveillance dans les abattoirs « à titre expérimental et sur la base du volontariat », l'extension du délit de maltraitance animale aux abattoirs et au transport d'animaux vivants, ou encore la nomination d'un responsable « protection animale » dans chaque abattoir. En 2022, un décret a interdit le broyage ou le gazage des poussins mâles.

Chaque jour, Alberto Calleri s'assure que ces dispositions sont bien respectées. Diplômé de l'école vétérinaire de Turin (Italie) en 2012, ce natif d'Asti, dans le Piémont, a franchi les Alpes en 2015. « En Italie, il n'y avait pas énormément de débouché alors qu'en France, vous manquez de vétos. Mon titre européen étant reconnu ici, je n'ai pas eu de mal à trouver un travail », raconte-t-il en roulant les « r ». Depuis 2018, le quadragénaire officie comme vétérinaire officiel en abattoir pour le compte du ministère de l'Agriculture dans plusieurs établissements du Maine-et-Loire. Le principal est un abattoir bovin Charal à Cholet. Chaque jour, 500 ruminants arrivent de tous les Pays de la Loire au sein de cette filiale du géant Bigard, numéro 1 de la viande en France, pour y être tués, découpés, mis en barquettes et expédiés en supermarché.

À la tête d'une équipe de dix auxiliaires officiels, Alberto Calleri est chargé notamment de veiller à la sécurité sanitaire des consommateurs. Pour cela, il vérifie le bon état des bovins avant l'abattage et inspecte les carcasses afin d'éviter toute contamination. « Depuis quelques années, le bien-être est devenu un volet extrêmement important de notre métier, affirme-t-il. La réglementation française et européenne s'est adaptée à cette demande de la société. L'administration, mais aussi les professionnels du secteur, ont mis en place des dispositifs de plus en plus exigeants. » Il cite quelques exemples. « La présence obligatoire d'abreuvoirs dans les bétaillères », pendant le transport, « une durée de voyage qui ne dépasse pas huit heures, ou, si c'est le cas, la pause obligatoire pour les chauffeurs ». À la sortie de l'étable, « de nouvelles techniques d'étourdissement ou des contrôles augmentés en nombre et en fréquence sur les signes de conscience ». Autant de mesures que le docteur Calleri était tout à fait disposé à me montrer en m'ouvrant les portes de l'abattoir de Cholet. Pas Charal, manifestement, qui malgré l'accord de principe des services de l'État n'a jamais répondu à mes sollicitations. La transparence a ses limites.

Au-delà de la question emblématique des abattoirs, c'est tout le secteur de l'élevage qui a été impacté par l'avènement de la bientraitance. Depuis le 1er janvier 2022, la castration des porcelets à vif est par exemple interdite en France. Éric Février, lui, se souvient des longues années passées sur les routes du Cantal pour se rendre sur des exploitations où les éleveurs pratiquaient cette opération extrêmement douloureuse sans anesthésie. « Quand j'ai commencé en 1983, la seule précaution qu'ils prenaient, c'était la contention.

Il fallait attacher le cochon bien serré… », relate le vétérinaire qui a exercé toute sa carrière à Saint-Mamet-la-Salvetat. Un petit village de 1 600 âmes à 20 kilomètres d'Aurillac, dont il est devenu le maire. Aujourd'hui, la castration doit être réalisée a minima avec un traitement analgésique ou antalgique. Même chose pour l'écornage des veaux, un autre supplice. Au-delà de « son aspect moral », Éric Février attire l'attention sur l'intérêt économique que représente cette meilleure prise en compte de la souffrance. « Le manque d'appétit et donc la perte de croissance consécutifs à une intervention sont moindres si on a pris en charge la douleur. » Ou quand l'éthique rapporte aussi du fric…

« Le bien-être animal passera par l'étiquetage », m'assure Louis Schweitzer en cette matinée ensoleillé du mois de mai 2024. Rosette de la Légion d'honneur épinglée au revers de son costume anthracite, le président de la fondation Droit animal (LFDA) me reçoit dans son bureau du 6e arrondissement de Paris, avec parquet point de Hongrie et vue sur le pont des Arts. L'ancien PDG de Renault rappelle le succès du marquage des œufs, « un combat historique de la LFDA ». « Depuis qu'un chiffre imprimé sur la coquille indique le mode de production – 0 biologique ; 1 en plein air ; 2 au sol ou en volière ; 3 en cage –, les gens se sont détournés des œufs de poule élevées en cage », salue le haut fonctionnaire, attablé devant une vaste bibliothèque remplie de livres anciens. Leur part ne représente plus que 21 % des ventes d'après FranceAgriMer. « L'objectif serait d'élargir ce principe à tous les produits en créant une étiquette "bien-être animal" qui donnerait une information fiable aux consommateurs et permettrait de distinguer les éleveurs vertueux. » La demande est là : 71 % des Français désireraient savoir dans quelles conditions le cochon (ou le veau ou le canard) qui finit dans leur assiette est traité[2]. Un pictogramme existe depuis 2018 pour les poulets dans différentes enseignes (Casino, Carrefour, Magasins U). Il classe de A à E leur bientraitance selon 230 critères allant de l'obligation de l'étourdissement avant la saignée à l'accès à l'extérieur en passant par la durée du transport jusqu'à l'abattoir. Une sorte de Nutriscore de la félicité des volailles, que Louis Schweitzer voudrait généraliser et rendre obligatoire. Liste non-exhaustive des autres avancées souhaitées par le patron de la LFDA : l'interdiction de la corrida, l'extension du champ des espèces qu'on considère comme sensibles – « les poissons, par exemple, attendrissent moins que les vaches, et pourtant leurs conditions d'élevage et de mise à mort sont bien pires que dans n'importe quel

2. Eurobaromètre 2023, déjà cité.

abattoir » –, la réduction du nombre de cobayes utilisés à des fins scientifiques… Ou encore, pour revenir à nos vétos, l'introduction de la notion de bien-être animal dans le code de déontologie de la profession. Il faudra s'armer de patience. « Une révision est en cours, mais c'est une procédure longue et compliquée qui passe par le ministère de l'Agriculture et le Conseil d'État », prévient, dans un sourire entendu, celui qui est également président du comité d'éthique de l'ordre des vétérinaires, au moment de me raccompagner à la porte.

Dans leur cabinet, les praticiens n'ont pas attendu les directives venues d'en haut pour se soucier des émotions de leurs patients à quatre pattes. Après les animaux de rente, le phénomène du *wellbeing* a touché, par capillarité, ceux de compagnie. « À un moment donné, on s'est dit : "Attend, on parle des conditions d'élevage, mais comment on traite le sujet pour les chiens ou les chevaux ?" », précise Luc Mounier de VetAgro Sup. La matière a intégré le cursus de tous les étudiants vétérinaires. La loi de 2015, qui reconnaît l'animal comme un « être vivant doué de sensibilité » a enfoncé le clou. Installée dans la région nantaise à sa sortie d'école vétérinaire en 2019, Marie Tanguy a vu fleurir autour d'elle les structures estampillées « Cat Friendly » ou « Rabbit Friendly ». « Ce sont des labels qui répondent à des critères de bien-être de l'espèce en question. Pour les chats, cela va être la mise en place de salles d'attente séparées des chiens pour réduire leur stress, d'espaces de consultation qui leur sont réservés ou de cages d'hospitalisation adaptées, avec la possibilité de diffuser des phéromones », détaille-t-elle. On parle même de « chattitude »...

Les manières de faire évoluent aussi. Prenons l'identification des chiots. Historiquement, elle se faisait à vif. Le véto ou le tatoueur agréé prenait une pince équipée de clous portant des numéros et des lettres, mettait de l'encre, et, crac !, serrait un grand coup l'oreille du bébé chien, écrasant son cartilage au passage. Cette technique très douloureuse a été remplacée à partir de la fin du XXe siècle par le tatouage au dermographe sous anesthésie générale, et depuis une quinzaine d'années, par l'implantation d'une minuscule puce électronique d'un millimètre de long sous la peau. Une opération indolore. Pourtant, « pour anachronique qu'il soit, le tatouage à la pince persiste encore, notamment car il reste la solution la plus économique », regrette Estelle Prietz.

À défaut de pouvoir l'éradiquer complètement, l'Ordre a rendu un avis considérant cette intervention comme non éthique. La vétérinaire insiste pour soulager les malheureux cabots grâce aux antalgiques. « La pharmacie s'est grandement étoffée ces dernières années. On utilise largement la morphine ou d'autres molécules afin de ne pas provoquer de douleurs inutiles à nos patients. Dans le même ordre d'idées, nous avons recours quotidiennement à l'anesthésie générale en médecine canine. » La prise en compte du confort passe aussi par des techniques de contention douce ou encore la pratique du « nursing » – en bon français « câlinothérapie » – qui consiste à caresser longtemps un toutou ou un matou hospitalisé. J'ai également vu, dans plusieurs cliniques, qu'on offrait maintenant des friandises aux animaux à la fin de la consultation, exactement comme le petit bonbon que les pédiatres pouvaient donner aux enfants dans les années 1980.

Rien d'étonnant donc qu'un (ancien) véto soit à l'origine de la loi qui est venue consacrer le bien-être des bêtes en France. Quand il était gamin, dans les années 1970, Loïc Dombreval adorait les émissions animalières. « Ça me fascinait, je les dévorais toutes : "30 millions d'amis", "Caméra au poing", Allain Bougrain Dubourg… » C'est donc logiquement que le jeune homme de Boulogne-Billancourt (Hauts-de-Seine) se dirige vers des études vétérinaires à Maisons-Alfort au milieu des années 1980. « Là, on m'a inculqué qu'un chien ou un chat, c'est un cas clinique. Et qu'une vache, c'est une usine de production avec tout un tas de paramètres zootechniques, les intervalles de vêlage, les index d'insémination, etc. J'ai gardé longtemps cette vision productiviste », reconnaît-il. Après avoir exercé pendant cinq ans en clinique canine, il abandonne la pratique, lassé par les conditions d'exercice. « Le contact avec l'animal, son observation, sa palpation, me manquent. Mais je ne me voyais pas faire ça pendant trente ans. »

L'actuel président du Conseil national de la protection animale a, en revanche, toujours œuvré pour le sort des bêtes. En particulier une fois qu'il a embrassé une carrière politique, d'abord comme maire de Vence (Alpes-Maritimes), à partir de 2014, puis comme député. Élu entre 2017 et 2022 sous l'étiquette LREM, Loïc Dombreval se voit confier en 2019 par Édouard Philipe, le Premier ministre de l'époque, une mission parlementaire sur « le bien-être des animaux de compagnie et des équidés ». « Au début, j'embêtais un peu tout le monde avec mes histoires de protection animale, assure-t-il, pas peu fier. Puis, quand le parti animaliste a fait 500 000 voix aux élections européennes de 2019, le président de la République s'est rendu compte qu'il y avait une vraie demande sociétale. Et donc un enjeu politique. » Le sujet est mûr. Le 30 novembre 2021, la loi « visant à lutter contre la maltraitance animale et conforter le lien entre les animaux et les hommes » que porte l'ex-véto est votée à la quasi-unanimité par le parlement.

Le texte comporte « plusieurs avancées majeures » saluent unanimement l'ensemble des acteurs du secteur. Surfant notamment sur l'onde d'émotion suscitée par la mort de l'ours Mischa en novembre 2019, il prévoit d'interdire d'ici 2028 la détention et le spectacle d'animaux sauvages dans les cirques itinérants. Le plantigrade, exhibé par les Poliakov, des dresseurs d'ours du Loir-et-Cher, était détenu dans des conditions terribles. Malgré l'intervention du ministère de la Transition écologique en septembre 2019, il avait fini par décéder quelques semaines plus tard. Les spectacles de dauphins et d'orques, de leur côté, seront bannis à l'horizon 2026. Pour limiter les achats impulsifs et prévenir les abandons, les primo-propriétaires d'animaux de compagnie devront désormais signer un « certificat d'engagement et de connaissance » (CEC), assorti d'un délai de réflexion de sept jours.

La loi dite Dombreval renforce également le rôle des vétérinaires. Les décrets d'application publiés en 2022 précisent que toute cession d'un chien ou d'un chat mais aussi des NAC (poules, lapins, reptiles, etc.) doit comporter un certificat datant de moins de trois mois et attestant de l'état de santé de la bestiole. En réponse à la mode des chevaux et autres ânes domestiques, les disciples de Bourgelat, sont par ailleurs habilités à délivrer le fameux CEC aux détenteurs non-professionnels d'équidés. *Last but not least*, ils peuvent désormais s'affranchir du secret professionnel en cas de soupçons de violences pour saisir le procureur de la République.

Certes, la nouvelle législation n'a pas tout réglé. Depuis le 1er janvier 2024, la vente des chiots et chatons n'est plus autorisée en animalerie, mais la SPA déplore qu'on trouve toujours en vitrine des souris ou des serpents. Quant aux cessions sur Internet, qui représentent aujourd'hui 80 % du business, elles ont beau être mieux encadrées, en particulier sur Leboncoin, il faut se méfier. Les annonces avec de faux numéros d'identification ou des photos ne correspondant pas au yorkshire qui finira dans votre canapé pullulent. On se croirait sur des sites de rencontres. Et il suffit de fouiller un peu sur Facebook pour acheter un maine coon sous le manteau, hors de tout contrôle.

N'en demeure pas moins que le *wellfare* est rentré dans les mœurs. Un plan national a renforcé en mai 2024 le volet « animaux domestiques » de la loi du 30 novembre 2021. Le sujet s'est même invité aux Jeux olympiques ! Alors que le sport équestre est dans le viseur d'associations antispécistes et que le grand public tolère de moins en moins les coups de cravache, une tribune publiée en mars dans *Le Parisien* demandait la mise en place de « mesures contraignantes » pour Paris 2024. Les signataires, parmi lesquels figuraient Loïc Dombreval, Luc Mounier et des vétérinaires spécialistes, voulaient par exemple l'interdiction totale de toutes les formes d'hyperflexion de l'encolure – une position qui provoque douleurs et lésions –, le déploiement de caméras de surveillance sur tout le site du château de Versailles (Yvelines), où avaient lieu les épreuves, ou encore l'installation de lieux de détente pour les chevaux. Et le 23 juillet 2024, quatre jours avant le début de la compétition, la Britannique Charlotte Dujardin, triple championne olympique d'équitation, a annoncé qu'elle renonçait à participer. En cause : la diffusion d'une vidéo la montrant en train de frapper un cheval quatre ans plus tôt. « Ce qui s'est passé était complètement hors de propos et ne reflète pas la façon dont j'entraîne mes chevaux [...], toutefois il n'y a pas d'excuse. J'ai profondément honte et j'aurais dû donner un meilleur exemple à ce moment », s'est excusée la cavalière dans un communiqué publié sur ses comptes X et Instagram.

Toute légitime qu'elle soit, l'aspiration à la bientraitance vire parfois au grand n'importe quoi. Des services de santé publique vétérinaires sont par exemple saisis au motif qu'un chien « a le regard triste »... « Il y a des excès dans le mouvement, très à la mode aujourd'hui, qui prône le bien-être animal », constate Muriel Alnot. Veiller à la bonne santé et au confort de nos amis les bêtes est la mission de cette vétérinaire comportementaliste depuis plus de trente ans. Diplômée, entre autres, en éthologie clinique et en sémiochimie, elle a notamment effectué des recherches sur le stress des perroquets et écrit un mémoire sur le syndrome de privation sensorielle du chien. Bref, le *wellbeing*, c'est son dada, et on ne peut pas la soupçonner de malveillance envers les animaux. Pourtant, il arrive à Muriel Alnot d'être effarée par le comportement de certains maîtres. Elle a par exemple suivi un chien-loup tchèque à demi-sauvage, que sa propriétaire, 100 % végan, avait mis au régime Barf (*Bones and raw food*) : un mode d'alimentation « naturelle » à base de viande crue censé correspondre à l'alimentation « sauvage » des carnivores. Elle achetait sa bidoche sur Internet selon des filières plus ou moins traçables. Problème : la viande crue est un nid à bactéries et à virus potentiellement mortels pour le chien, et qui peuvent aussi contaminer l'homme. « Le risque sanitaire est élevé », estime Muriel Alnot. La véto soulève par ailleurs une « bizarrerie » – un euphémisme : « la propriétaire est végan, mais elle achète de la viande pour son chien. Au final, elle participe au système qui tue les animaux pour nourrir d'autres individus, et qu'elle conteste par ailleurs. » Les antispécistes ne sont pas à une incohérence près. Dans leur volonté de libérer les animaux de toute forme de domination humaine, y compris la domestication, ils leur retireraient « l'abri, la chaleur, la nourriture, l'assistance que nous leur devons ». Ils condamneraient aussi certaines espèces à la disparition. Tels les boston terrier, bouledogue français et anglais, qui naissent presque uniquement par césarienne, autrement dit grâce à l'intervention de l'homme. « Je vois beaucoup de contradictions et de biais au sein d'une certaine frange des défenseurs de la cause animale », résume Muriel Alnot. Qui conclut par un dernier exemple ahurissant. Celui du propriétaire d'un boxer qui, « par respect pour sa nature de chien », refusait de le castrer. Comme il ne voulait pas non plus qu'il se reproduise, le maître soulageait les besoins sexuels de son chien lui-même, à la main…

C'est pour sensibiliser les futurs citoyens au sort des bêtes sans tomber dans ce genre de délire que l'éthique animale a fait son entrée dans les programmes scolaires. Depuis la rentrée 2024, l'enseignement moral et civique dispensé aux élèves de CP comprend un axe d'apprentissage « Aborder la question du respect dû aux animaux de compagnie ». Il constitue un premier pas dans le bon sens vers l'« acquisition des exigences du respect d'autrui et de la vie en société », précise le ministère de l'Éducation nationale. Des notions que devraient réviser les 100 000 à 300 000 maîtres qui abandonnent leur chien ou leur chat chaque année.

Chapitre 9

Aux premières loges du déclin de la ruralité

29 janvier 2024, aux premières lueurs du jour. Des centaines de tracteurs convergent vers la capitale à l'appel de la Fédération nationale des syndicats d'exploitants agricoles (FNSEA) et des Jeunes agriculteurs pour bloquer les principaux accès autoroutiers à la Ville Lumière. Juchés sur leurs machines arborant des banderoles « Enfant, on en rêve, adultes, on en crève » ou « Notre fin sera votre faim », des paysans venus de toute la France entament le « siège de Paris » dans le but de dénoncer leurs conditions de vie. La colère du monde agricole explose au grand jour. Elle a débuté en octobre, en Occitanie, où les panneaux signalétiques à l'entrée des villes ont été retournés ; une manière de dire qu'« on marche sur la tête ». La mobilisation s'est amplifiée pendant l'hiver jusqu'à gagner tout le pays. Les ronds-points occupés ravivent le spectre des Gilets Jaunes. Après une première salve de mesures, le Premier ministre Gabriel Attal lâche du

lest le 1er février et annonce notamment une enveloppe de 150 millions d'euros à destination des éleveurs. Les braises sont éteintes, mais le feu couve toujours. Un mois plus tard, Emmanuel Macron récolte le bruit et la fureur au Salon de l'agriculture.

Aucun vétérinaire n'a été surpris. Observateurs privilégiés des campagnes, ils savent depuis longtemps la détresse du monde rural. Ce sont eux qu'on appelle quand on élève des vaches et des cochons, eux qui voient l'évolution des fermes et du moral de leurs propriétaires. Estelle Blanchet, par exemple, « n'a pas attendu cet hiver pour savoir que les paysans ne vont pas bien ». Au fil de ses visites, la vétérinaire de 43 ans a assisté en avant-première au délitement d'une certaine forme d'agriculture. Cette petite-fille d'éleveurs a quitté il y a seize ans sa Vendée d'origine afin de venir s'installer à Mussidan, au cœur du Périgord blanc, entre Bergerac et Périgueux. Bordée par l'Isle au fond d'une vallée encaissée, la commune de 2 700 habitants ne respire pas la joie avec ses magasins à l'abandon et ses façades décrépies. L'ancien pôle industriel a subi la double peine : exode rural dans les années 1960, puis fermeture des usines la décennie suivante. Aujourd'hui, il a laissé place à une ville de campagne un peu morte entourée de forêts sombres et d'élevages bovins de moins en moins nombreux. « Depuis plusieurs années, la baisse était de l'ordre de 5 % par an. Ça a empiré. En trois ans, je dirais que nous avons perdu un tiers de nos éleveurs », estime la vétérinaire, cheveux grisonnants, tunique fleurie et Doc Martens aux pieds. En cette journée du printemps 2024, la quadra à l'esprit bien trempé est occupée à faire de l'administratif – « ma passion », ironise-t-elle. À ses côtés dans le cabinet en plein travaux de réaménagement, deux autres vétos, deux assistantes et deux secrétaires. Comme une part des praticiens de plus en plus réduite – on y reviendra –, Estelle Blanchet soigne aussi bien des vaches et des moutons que des chiens ou des chats. C'est ce qu'on appelle une pratique mixte. L'activité consacrée aux animaux de rente, qui représentait 80 % de son chiffre d'affaires à ses débuts, ne s'élève plus qu'à 55 % en 2023. La chute s'amplifie. « L'an dernier, j'ai réalisé une trentaine de césariennes, alors que là, en trois mois, je n'en ai fait qu'une. » À l'autre bout du comptoir, Isabelle, la secrétaire qui travaille ici depuis plus de trente ans, confirme. « Avant, les vétérinaires partaient à deux pour les visites en extérieur. Ils en effectuaient trois ou quatre le matin, et encore trois de plus l'après-midi. Désormais, ce n'est pas rare qu'il n'y ait qu'une visite par jour. »

Ces témoignages au plus près des étables illustrent les profonds bouleversements qu'a connus le monde rural français ces dernières décennies. Les vétérinaires auraient pu prédire la crise de l'hiver 2024. Ceux qui travaillent la terre en vue de nourrir leurs semblables disparaissent. En quarante ans, l'emploi agricole a été divisé par trois. Il représentait 7,5 % de l'emploi en 1982, mais seulement 2,7 % en 2022, selon l'Insee. Dans une étude sur le marché vétérinaire parue en avril 2024, l'institut Xerfi souligne par ailleurs que le nombre d'exploitations agricoles animales est passé de 215 000 en 2010, à 146 000 en 2020. Soit un tiers en moins. Dans le même laps de temps, le cheptel bovin a reculé de 19 millions de têtes à 17,4, celui des cochons de 13,8 millions à 12,7 millions. Sans pour autant qu'on mange moins de steaks ou de côtelettes. Cherchez l'erreur… Un indice ? Les importations représentent 30 % de la viande consommée dans notre pays d'après les chiffres du ministère de l'Agriculture de juillet 2023…

Pour Estelle Blanchet, ce déclin de l'élevage hexagonal s'explique surtout par la difficulté du métier de paysan. « Ce sont des horaires de fou, ils n'ont pas de vacances, pas de week-ends, pas de vie de famille. Tout ça pour gagner le Smic… Et puis s'installer coûte cher, il faut racheter le capital, les bâtiments, les bêtes. Sans compter que les normes évoluent tout le temps, que les agriculteurs doivent sans cesse se mettre à jour, investir, etc. » Le modèle de la ferme familiale transmise de génération en génération, qui a longtemps dominé en France, a du plomb dans l'aile. Leurs enfants après eux ? Dans la vallée de l'Isle comme ailleurs, de nombreux éleveurs ont pris leur retraite sans que leur progéniture ne leur succède. « On les voit de temps en temps, ils nous amènent leur chien », raconte la véto avec affection.

Par exemple, Lucien Desagne, qui franchit d'un pas lent la porte automatique, Joker, son griffon fauve de Bretagne, au bout de la laisse. À 88 ans, cet ancien propriétaire de vaches limousines installé à Beauronne, à huit kilomètres de Mussidan, a connu l'époque où les bovins n'étaient pas « bouclés » – pas identifiés – et où le vétérinaire venait castrer les jeunes taureaux en vélo. L'époque aussi où les bêtes étaient attachées six mois de l'année dans l'étable, et où la tuberculose, faute de contrôles systématiques, décimait les cheptels. Lucien a pris sa retraite « administrative » en 2004, après qu'un veau lui a cassé le col du fémur. Mais le paysan a continué pendant vingt ans à aider sa femme, devenue la cheffe d'exploitation. « On vous l'a répété souvent, de lever le pied », le sermonne gentiment Estelle. « C'est contraignant l'élevage, reconnaît-il. Nous, on faisait du veau sous la mère. Il faut le faire téter matin et soir, dimanche et jours fériés compris. Vous n'avez pas de répit. On n'a pas été malheureux, mais les jeunes ne veulent plus ça. Lorsque je vois qu'aujourd'hui, ils sont obligés d'aller à la coopérative qui leur dit “c’est tel prix” pour leur viande, je les comprends. » Lorsque les dernières de ses quarante vaches sont parties en bétaillère en janvier 2024, ça lui a « fait quelque chose », reconnaît l’octogénaire un peu voûté. Sa fille, actuellement maraîchère dans les Pyrénées, reprendra le domaine acheté par son arrière-arrière-grand-père en 1846. Elle ne gardera que quelques moutons. « Que va-t-elle faire exactement ? Je ne sais pas. ça me tracasse. C’est dur de vivre de la terre aujourd’hui, et je me demande si je ne lui ai pas fait un cadeau empoisonné », se soucie Lucien avant de rentrer en salle de consultation avec Joker.

Le moment est venu pour Estelle Blanchet de m’emmener sur le terrain. Florence et Frédéric, propriétaires d’une dizaine de moutons, ont appelé car leur bélier est mal en point, me détaille-t-elle en démarrant son Renault Trafic rempli de matériel médical. Un rond-point à la sortie de la ville porte encore les stigmates de la mobilisation agricole deux mois plus tôt : pneus de tracteur, morceaux de bâche d’ensilage noire, panneau du nom de la commune à l’envers. « Je trouve ça un petit peu crado, mais je comprends leur colère », raconte la véto sur la départementale qui traverse les hameaux du Périgord. Elle développe : « Ils ne gagnent pas leur vie. J’ai vu des situations de grande pauvreté. On leur impose la biosécurité, la prise en compte du bien-être animal, d'aller vers le zéro antibiotique, ce avec quoi je suis plutôt d'accord. Alors, en échange, il faut que leurs marges soient maintenues. Pourquoi est-ce que l'État laisse la grande distribution fixer les prix ? Bien sûr, les agriculteurs touchent des primes, mais est ce que ce ne serait pas mieux de vivre correctement de leur travail ? Si les éleveurs continuent de disparaître, comment on va nourrir les gens ? Avec de grandes fermes industrielles ou en important encore plus de viande. Donc oui, je les soutiens », conclut-elle, très remontée, alors qu'elle se gare chez Florence et Frédéric, au lieu-dit de Bénévent, à une dizaine de kilomètres. Estelle leur claque la bise. Elle connaît bien le couple de quinquas, qui a repris la dizaine de moutons du père de Florence suite à son décès il y a deux ans. Après avoir revêtu bottes, pantalon en plastique et blouse verte, la vétérinaire descend dans le pré derrière la maison au toit pentu, typique de la région. Elle trouve le bélier couché dans l'herbe humide, agonisant. La bête a la tête rouge et toute gonflée, des œdèmes partout sur le corps et une respiration pénible. 34,8 degrés indique le thermomètre. « Il est en train de mourir. Je ne vais pas le laisser souffrir, je vais l'aider à partir », décide la quadragénaire. Elle injecte d'un geste sûr le produit euthanasique au malheureux animal qui s'éteint doucement. « Je l'ai élevé… », glisse Florence, les yeux humides. Puis Estelle effectue un prélèvement sanguin. Les résultats des examens, quelques jours plus tard, seront plutôt rassurants. Le bestiau n'avait ni la maladie hémorragique épizootique (MHE), ni la fièvre catarrhale ovine (FCO). Ces deux maladies apparues récemment inquiètent les autorités sanitaires et tendent les relations. Dix jours plus tôt, six cliniques du Pays basque avaient découvert devant leurs portes des cadavres de brebis laissées par des bergers en colère qui réclamaient une remise de 10 % sur les coûts vétérinaires liés à la MHE. La FCO a de son côté connu une flambée généralisée. On le sait peu, mais les vétos ruraux sont en première ligne face aux épidémies animales : vache folle, fièvre aphteuse, peste porcine… « Puisqu'il est au contact de l'élevage, le vétérinaire est une sentinelle. S'il suspecte une maladie, il contacte les services sanitaires qui vont prendre les mesures pour éviter sa propagation », estime Jean-Luc Angot, le chef des 900 inspecteurs de santé publique vétérinaire (ISPV). Méconnu, ce corps de hauts fonctionnaires a de nombreuses missions, dont celle, ô combien importante, de veiller sur la sécurité alimentaire « de la fourche à l'assiette », résume leur patron. Les ISPV surveillent aussi de très près les zoonoses, ces maladies transmissibles entre l'animal et l'homme, telles le récent mpox qui a fait plus de 900 morts en Afrique en 2024, ou la grippe aviaire, dont les premiers cas humains apparus la même année suscitent d'énormes inquiétudes. Il y a de quoi : les chercheurs estiment que 300 000 à 500 000 espèces inconnues de virus, transmissibles par la faune sauvage, auraient le potentiel d'affecter l'homme. Elles se multiplient sous l'influence du réchauffement climatique et de la déforestation. C'est pourquoi Jean-Luc Angot met en avant « l'approche One Health ». Il explique que « désormais, santé humaine, santé animale, santé végétale et préservation des écosystèmes ne font qu'un. On l'a bien vu lors de la crise du Covid ». Mais revenons à nos moutons – ou plutôt à notre bélier. À Bénévent, Estelle Blanchet estime que le décès de l'ovin est plutôt dû à une intoxication.

D'autres vétérinaires n'ont pas la même vision du monde rural que leur consœur de Dordogne. Normal : les territoires sont loin d'être uniformes. « La dédensification est un mouvement assez général, mais il existe toujours des gros bassins, par exemple le Charolais avec la production de viande bovine, ou la Bretagne, plutôt orientée vers la production de lait », recontextualise Matthieu Mourou, praticien mixte à Morlaàs, dans les Pyrénées-Atlantiques, et par ailleurs chargé de l'épineux dossier du maillage territorial au sein de l'ordre des vétérinaires. Les moutons sont très présents sur les sols secs du Sud-Est. Les bassins laitiers ovins et caprins prospèrent grâce à des fromages renommés tels que le Roquefort, ou le Sainte-Maure-de-Touraine.

Autant de zones, avec chacune leurs spécificités, dont les vétos sont les observateurs privilégiés.

Attaquons par le Jura, où Jérôme Frasson, 55 ans, exerce en mixte rurale/canine depuis vingt-cinq ans. À Champagnole, au pied du mont Rivel, « nous sommes dans une région de fromage à lait cru, avec le Comté qui est la variété la plus vendue en France. Donc il y a une dynamique de l'élevage. Le nombre d'éleveurs a certes baissé, mais la taille des cheptels a augmenté. La moyenne des troupeaux était de trente-cinq à quarante vaches à la fin des années 1990, contre soixante aujourd'hui », souligne-t-il. De nombreuses petites fermes ont été rachetées dans un mouvement de concentration désormais achevé. « Maintenant, les jeunes abandonnent le métier ou l'exercent autrement. » Les nouvelles générations ne veulent plus être enchaînées à leurs vaches 24 heures sur 24, 7 jours sur 7. Ni avoir la charge harassante d'une entreprise individuelle. D'où le développement des salariés agricoles, que Jérôme Frasson a vu apparaître en nombre. Cela peut-être des emplois partagés, c'est-à-dire que plusieurs salariés à mi-temps ou tiers temps travaillent sur un ou plusieurs domaines. Ou alors des salariés à plein temps sur un élevage. Dans tous les cas, « c'est une révolution », estime-t-il. Les salariés, en CDI, ont l'assurance d'avoir des week-ends et une paie qui tombe tous les mois. Quant aux chefs d'exploitation, « ils peuvent se libérer du temps et par exemple se prendre une semaine de vacances ». Une révolution, on vous dit.

À 700 kilomètres du Jura, Marie-Christine Weibel note une autre transformation : le lent grignotage des terres agricoles par les aires périurbaines. Lorsque je l'appelle au téléphone, cette praticienne mixte, pour qui « un véto soigne d'abord les animaux de production » traverse au volant de sa voiture les zones industrielles autour de Montauban. Des enfilades de ronds-points, de plateformes logistiques, d'entrepôts et de piscinistes « où les vaches s'incrustent encore entre les bâtiments ». La diplômée de Toulouse en 1997 revient de sa visite chez un éleveur. Avec 50 vaches, 300 chèvres et un atelier de gavage de canards, la petite entreprise tourne bien. D'ici 2027, il va pourtant être exproprié par l'arrivée du nouvel hôpital de Montauban. « Ce monsieur n'est pas trop âgé, son exploitation est viable et les banques le suivent, heureusement. Reste qu'il va devoir partir et recommencer son activité ailleurs », déplore Marie-Christine Weibel. De façon plus large, elle regrette que les étables cèdent la place au béton. Le terrain agricole devient très cher. Dans ces zones, quand les exploitants partent à la retraite, la plupart du temps sans succession, les collectivités préemptent afin d'y développer leurs projets de logements ou d'activité économique. Résultat, « la campagne devient mitée. Les éleveurs s'éloignent les uns des autres, et tout le monde y perd. Eux, nous les vétos, les consommateurs et surtout la nature ». En parallèle, la vétérinaire a constaté que les petits ruminants et autres anciennes bêtes dites « de ferme » ont la cote chez les particuliers. Sa clientèle compte de nombreux propriétaires de moutons ou de chèvres destinés à la tonte de pelouse bio – « ou pour les manger, cela arrive » – ainsi que des émules de George Clooney souhaitant avoir leur cochon de compagnie. « Certains trouvent qu'une vache dans le pré derrière leur maison, ça fait joli. Malheureusement, en ignorant leur mode de vie et d'élevage, ces animaux se retrouvent souvent maltraités par méconnaissance et avec le cœur de "trop bien faire". »

Direction le Cantal. Éric Février est plus serein. Il tient d'abord à préciser que, depuis quarante ans qu'il ausculte des bovins, « l'agriculture a toujours connu des crises. Nous avons connu les quotas laitiers, la vache folle, d'autres grandes maladies ». En quatre décennies, le vétérinaire de Saint-Mamet-la-Salvetat a aussi vu ses clients acquérir de plus en plus de savoirs techniques. Au point de réaliser eux-mêmes des gestes autrefois réservés aux vétos. Sur les fièvres de lait (une baisse du taux de calcium dans le sang chez la vache au moment du vêlage) par exemple, « il est fréquent qu'ils fassent le traitement de première intention en posant eux-mêmes la perfusion de calcium. À mes débuts, c'était inimaginable ! ». Cette montée en compétences est constatée par l'ensemble de ses confrères. Notamment Julien Le Tual, installé depuis 2006 au Grand-Fougeray entre Rennes et Nantes. Ici, dans ce paysage de bocage aux portes de la Bretagne, l'élevage bovin se porte bien. Les fermes sont conséquentes – entre 100 et 150 têtes en moyenne – et modernes – chacune quasiment dispose de son robot de traite. Ceux qui les dirigent « sont davantage formés, experts, et donc exigeants. Ils nous demandent un suivi beaucoup plus poussé et d'avoir un impact positif sur les résultats économiques ». Fini, le « véto pompier », qui intervenait surtout en urgence lors d'un accident, d'un vêlage difficile ou d'une épidémie. Julien Le Tual collabore au long cours avec les éleveurs *via* un système de contractualisation – un forfait mensuel comprenant tous les actes de base, exactement comme un contrat d'entretien auto. Il y voit un « partenariat gagnant-gagnant » avec des agriculteurs-chefs d'entreprise. Lesquels, on aurait pu s'en douter, n'étaient pas en tête des cortèges lors de la mobilisation de janvier 2024.

C'est donc le visage d'une ruralité fragmentée que dessinent les vétérinaires. Ils tirent cependant la sonnette d'alarme sur un phénomène qui touche l'ensemble de l'Hexagone : celui de la désertification des campagnes. Au même titre que les médecins, les docteurs des bêtes sont de moins en moins nombreux à exercer hors des villes. En France, au 31 décembre 2023, seuls 15,2 % des 21 454 inscrits au tableau de l'Ordre déclarent une activité de rurale[1]. Un chiffre en baisse constante – ils étaient encore 23,8 % fin 2015 – qui contraste avec l'augmentation concomitante du nombre de praticiens soignant les animaux de compagnie.

Les raisons de cette saignée sont multiples. La première, selon Matthieu Mourou, en charge du sujet au conseil de l'Ordre, c'est bien sûr « la baisse de la densité de l'élevage, avec une érosion et une concentration des cheptels ». Qui dit moins de bêtes, dit moins de visites, et donc moins de revenus. Et *in fine* moins de vétos. D'autant que l'éloignement des exploitations oblige à être sans cesse en déplacement et à passer des heures sur les routes. Selon le spécialiste, « il existe par ailleurs une problématique plus large d'aménagement du territoire ». Les disciples de Bourgelat sont comme tout le monde. Quand ils ne soignent pas des animaux, ils veulent aller au cinéma ou au restaurant, emprunter des livres à la bibliothèque, disposer de services administratifs ou d'un médecin pas trop loin de chez eux. Il leur arrive accessoirement d'avoir un(e) conjoint(e) à la recherche d'un emploi… Autant de facteurs d'attractivité qui font défaut dans les zones

1. *Atlas démographique de la profession vétérinaire 2024.*

isolées. Dans de telles conditions, pas étonnant que les nouvelles générations rechignent à travailler en milieu rural. Il faut avoir la foi pour se lever à trois heures du matin, foncer dans la nuit aider une vache à mettre bas et risquer un coup de cornes. « Les jeunes diplômés vont se diriger vers les grands bassins d'élevage déjà existants ou, de plus en plus, faire le choix d'exercer en ville auprès des animaux de compagnie », résume Matthieu Mourou.

Ces stratégies d'évitement sont lourdes de conséquences. Pour s'en rendre compte, retour à Mussidan, en Dordogne. Ce matin, c'est Léa Lenguin qui fait la tournée. Contrairement à la majorité de ses camarades de promo, la jeune femme a tenu à exercer en rurale à sa sortie d'école en 2023. Combinaison de travail sombre et indispensables bottes en plastique, la jeune femme roule trente minutes afin de se rendre sur trois élevages bovins dans le cadre de la campagne annuelle de prophylaxie contre la tuberculose. En clair, Léa est mandatée par les autorités sanitaires pour dépister la maladie. L'accueil à la ferme d'Eyssal est plutôt frais. « C'est la journée la plus stressante de l'année », prévient, tendu, Hugues, un des membres du Gaec (groupement agricole d'exploitation en commun). Les pieds dans la paille, Léa mesure à l'aide d'un cutimètre l'épaisseur de la peau de l'encolure de chacune des quarante vaches laitières de cet ensemble de quelques bâtiments niché au creux d'un vallon. Objectif : vérifier si les ruminantes ont réagi à la dose de tuberculine qu'elle leur a injecté trois jours plus tôt. Le véto n'est pas vu comme un sauveur, mais comme une menace. « Il suffit qu'une bête soit positive, et on nous tue tout le troupeau », redoute le paysan de 45 ans. Il peut souffler : malgré deux cas suspects, aucune de ses vaches n'a la tuberculose.

De l'aveu des vétérinaires, ces missions, effectuées au titre de leur mandat sanitaire (vaccinations, détection des maladies réglementaires…) sont loin d'être les plus passionnantes. Elles constituent cependant une part prépondérante de leurs journées. Et une source de revenus indispensable. Ces visites obligatoires donnent aussi l'occasion d'échanger avec certains éleveurs qui, sinon, ne font appel à eux que dans les cas d'urgence. Et pour cause : « Le véto coûte cher. Les traitements, les visites, tout… Quand elle se gare, c'est 100 euros qui partent », grince Bruno Boisson à l'arrivée de Léa. Il y a trois ans, le septuagénaire, quasi retraité, a pourtant galéré lorsque la clinique de Bergerac, à vingt minutes, a arrêté son activité d'animaux de rente. « Je ne trouvais pas de remplaçant. Les seuls qui ont bien voulu nous prendre, c'était Mussidan. »

De retour au cabinet, Estelle Blanchet, la patronne de Léa, me montre sur une carte l'étendue de l'hémorragie. « Avant, il y avait un véto rural là, là, là. Là, il y en avait un aussi », scande-t-elle en indiquant du doigt des points rouges sur fond blanc. En quelques années, au moins cinq de ses confrères des environs ont arrêté de soigner le bétail. Ce qui s'est traduit pour elle par des heures supplémentaires passées sur les départementales de Dordogne. « Désormais, je vais jusqu'à Razac, à 45 minutes d'ici. Parfois, je pars sur une urgence là-bas, et le temps que j'aille sur place, on m'appelle pour une intervention à trente minutes de Mussidan, mais dans l'autre sens… » Car la désertification alourdit aussi les gardes. Lorsque ses homologues acceptaient encore de mettre les pieds dans la bouse, Estelle partageait les astreintes avec eux. Mais ça, c'était avant. Désormais, son cabinet assure toutes les nuits, toute l'année. Concrètement, cette maman de deux pré-ados est de garde un soir sur trois. Un soir sur trois où son téléphone d'astreinte peut la réveiller en plein sommeil pour une intervention en rase campagne. Elle se souvient par exemple de cette soirée de 2013, quand elle a dû faire face à neuf urgences, dont trois chez le même éleveur à quarante kilomètres de son domicile. « À chaque fois que je suis rentrée chez moi en espérant que c'était fini, je suis repartie ». Ou bien de cette autre semaine, durant laquelle elle a enchaîné cinq gardes de nuit, et huit césariennes. « À la fin, j'étais à bout, épuisée », reconnaît celle, qui, malgré tout, « par souci du service », continue de supporter ce rythme éreintant. Mais pendant encore combien de temps ?

Les autorités essayent bien d'enrayer la fuite des vétos. Le ministère de l'Agriculture et de l'Alimentation s'est engagé en 2017 au maintien d'un maillage suffisant dans les territoires isolés avec notamment la création de stages tutorés de 16 semaines en zone rurale destinés aux étudiants des quatre écoles nationales, l'expérimentation de la télémédecine ou encore la mise en place de diagnostics et de plans d'actions territoriaux rassemblant les différents acteurs. Depuis, la loi du 3 décembre 2020 permet aux collectivités d'attribuer des aides (indemnités, prise en charge d'une partie des frais, mise à disposition d'un local ou d'un logement) afin de donner envie à de nouveaux vétérinaires de s'installer au vert.

En espérant qu'il ne soit pas trop tard. Olivier Pennant, lui, a déjà jeté l'éponge. En juillet 2024, le vétérinaire de Vergt, à trente kilomètres de Mussidan, a pris sa retraite après quasiment quarante ans de bons et loyaux services. « J'ai 64 ans. Officiellement, j'aurais dû continuer encore un peu mais j'en avais assez. J'ai revendu à un groupement possédant plusieurs établissements », m'expliquait-il trois mois plus tôt dans les murs ce qui était encore sa clinique – un bâtiment de plain-pied situé en face de la coopérative agricole La Périgourdine. En juillet 2021, Olivier Pennant avait dû cesser de soigner les animaux de rente. « Quand j'ai commencé, la rurale représentait 80 % de mon activité, et la canine 20 %. Petit à petit, ça s'est inversé. À la fin je ne faisais plus que 20 % de rurale – et encore, la prophylaxie en représentait la moitié », me racontait ce Belge, tombé amoureux de la Dordogne à la fin des années 1980. « Longtemps, j'ai continué. Je ne voulais pas abandonner les éleveurs. J'ai tenu les gardes tout seul, sept jours sur sept pendant des années. Mais j'ai vieilli. À un moment, au regard de l'investissement physique et du temps passé, ça n'était plus du tout rentable. J'ai essayé de trouver quelqu'un qui reprendrait l'activité rurale, sans succès. Alors j'ai arrêté. » Encore un point rouge sur la carte de la désertification des campagnes françaises.

Au moment de refermer ce chapitre, quelque chose m'étonne. Malgré tout ce que je viens de voir – la crise de l'élevage, les temps de trajet qui s'allongent, les relations parfois compliquées avec les agriculteurs, les contraintes de l'animal de production –, les vétos des champs semblent plus heureux que leurs collègues des villes. D'après la fameuse enquête sur la santé mentale des vétérinaires, ils souffrent moins de burn-out et de troubles du sommeil, et ont moins de pensées suicidaires. Lors de la présentation de la deuxième vague des résultats de l'enquête en mars 2024, j'ai interrogé le professeur Truchot à ce sujet. « À la campagne, on trouve une plus grande diversité de situations que dans un cabinet canin où les consultations se succèdent toutes les 10-15 minutes et se ressemblent. Par ailleurs, et c'est très important, le temps entre deux visites permet une forme de récupération. Enfin, il y a un rapport plus profond avec le client. Le vétérinaire assure le suivi des bêtes, discute avec le paysan, lui demande comment ça va depuis la dernière fois… », avance-t-il. De quoi (re)susciter des vocations ?

Chapitre 10

Le cheval est le nouveau chien

Est-ce parce que Claude Bourgelat (1712-1779), fondateur au XVIIIe siècle à Lyon et Maisons-Alfort des deux premières écoles vétérinaires du monde, était avant tout écuyer ? Ou parce que ce « patient » a la spécificité d'avoir été au fil du temps un moyen de traction, un mode de transport, une arme de combat, une source de protéines, une discipline olympique et un loisir de masse ? Ou bien parce que des nobles chevaliers du Moyen Âge aux spectateurs endimanchés du prix de Diane en passant par les richissimes propriétaires des pur-sang des haras normands, la « plus belle conquête de l'Homme » a longtemps paru réservée à une élite ? Les vétos équins occupent en tout cas une place si particulière au sein de la profession que cela justifie de leur consacrer ce chapitre.

Au sein de la profession, cette spécialité est loin d'être la plus courante, même si elle a le vent en poupe. Fin 2023, les vétérinaires déclarant soigner les chevaux, poneys, mules et autres ânes représentent 15,4 % de l'ensemble des inscrits au tableau de l'Ordre, un chiffre en augmentation de 3,3 % sur un an. Parmi ces 3 426 praticiens – dont une grosse majorité de femmes –, 36,1 % pratiquent de manière exclusive ou prédominante la médecine et la chirurgie des équidés.

Même s'ils forment une catégorie à part, les vétos équins perçoivent les évolutions de la société autant que leurs collègues exerçant auprès des chiens ou des vaches. Au fil des années, ils ont vu le cheval lui aussi changer de statut. Les plus anciens se rappellent encore leurs visites dans des élevages de boulonnais, ardennais ou cob normand, destinés à finir sur le billot des boucheries qui avaient pignon sur rue, du temps où la France était hippophage. Leurs successeurs ont accompagné le formidable essor de l'équitation de loisirs, qui la classe en 2023 troisième sport le plus pratiqué du pays avec 675 186 licenciés. Et fait du poney l'animal-totem de petits urbains éloignés du monde sauvage. Embarqués dans le grand train du bien-être animal, les jeunes diplômés assistent maintenant à la transformation du cheval « outil » en un compagnon dont on respecte les besoins jusqu'à éviter de le monter.

« Quand j'ai commencé à travailler dans les années 1990, mes clients étaient des agriculteurs qui possédaient cinquante vaches et plusieurs chevaux », témoigne Laurent Mangold, 56 ans, en Haute-Savoie.

« Je finis aujourd'hui ma carrière avec des particuliers qui ont une seule jument à laquelle ils sont attachés comme à un membre de la famille. » Originaire de Camargue, celui qui se dit « né pour être vétérinaire » a choisi l'équine presque par atavisme. « Mon grand-père maternel exerçait la profession de maçon pour vivre, mais son premier métier c'était *caballero*, cavalier dans des corridas portugaises. J'ai été élevé au contact des taureaux et des chevaux. Et j'ai grandi avec cette ambivalence, entre la tauromachie et mon amour de l'animal. » Après vingt dans un cabinet rural du Limousin, où il était « l'équin de la bande », Laurent Mangold a rejoint en 2015 une clinique à Argonay, dans le nord d'Annecy, spécialisée dans la chirurgie et la reproduction. Avec huit collègues, il s'occupe d'ongulés qui lui sont adressés – on dit aussi « référés » – par des confrères pour des examens spécialisés en vue d'un traitement médical ou chirurgical. Au fil des années, cet habitué de la ponction ovocytaire et du transfert d'embryons a donc constaté que l'équidé « a quitté le monde agricole. Il est désormais détenu majoritairement pour le loisir, par quelqu'un dont ce n'est pas le métier et qui ignore son fonctionnement. Avec un cheptel de cinquante têtes, le professionnel a une vision utilitaire. Pour lui, un petit bobo a beaucoup moins d'importance que pour le propriétaire qui ne possède qu'un cheval auquel il tient comme à la prunelle de ses yeux ».

À lui seul, l'équidé condense les spectaculaires métamorphoses de notre lien à l'animal. Et montre combien les bêtes renseignent sur le genre humain. Ainsi, Vanina Deneux-Le Barh, chercheuse en sociologie au sein de l'Institut français du cheval et de l'équitation (IFCE), rappelle que la place du quadrupède a beaucoup évolué dans la société depuis sa domestication dans le nord du Caucase, vers 2200 avant notre ère. Dès l'Antiquité, il remplit quatre fonctions principales : l'agriculture, où sa force réduit la pénibilité des travaux, le transport des biens et des personnes, la guerre et, déjà, le sport. « Les premières épreuves hippiques ont lieu à Olympie » souligne la chercheuse, qui a également mené des travaux sur Bourgelat, le « père » de la médecine vétérinaire. Les choses basculent au XIXe siècle. Avec la Révolution industrielle, les solides percherons, mulassiers poitevins et autres races locales sont enrôlés dans tout le pays : dans les campagnes au labour, dans les profondeurs des galeries des mines du Nord, sur les pavés parisiens pour tirer les voitures hippomobiles. « Ils servent aussi à récolter les sangsues d'élevage utilisées à des fins médicales. » Entre 1840 à 1935, on estime qu'il y a 3 millions de chevaux dans l'Hexagone, dont 2,4 à 2,5 millions de chevaux de traits. Ils sont présents dans la vie quotidienne de toutes les classes sociales, des ouvriers aux artistocrates. Mais à partir de là, l'armement se modernise, et les conflits s'intensifient. Les canons remplacent les chevaux sur les champs de bataille. Inventée pour faire la guerre, l'équitation se cherche une nouvelle raison d'être.

« La société française se transforme à nouveau au moment des Trente Glorieuses, avec une tertiarisation qui impacte aussi les chevaux », poursuit Vanina Deneux-Le Bahr. Après la Seconde Guerre mondiale, les chevaux laissent définitivement la place aux machines. Résultat, entre 1935 et 1970, le cheptel s'effondre de 3 millions à 452 000 têtes ! Désormais inutile dans les usines ou les fermes, trop lente quand il s'agit de transporter des voyageurs, cette bête autrefois indispensable devient encombrante. Heureusement, surgit alors une nouvelle valeur, issue du progrès social : le temps libre. Les Français veulent faire du sport et s'adonner aux loisirs. C'est cette nouvelle aspiration au bien-être qui remet le cheval en selle. Le territoire se constelle de centres équestres et de poneys clubs, jusqu'à en compter plus de 8 000 en 2023. Même si elle reste coûteuse – sans parler de s'acheter sa monture, il faut payer les cours, l'équipement, les déplacements en cas de compétitions –, la pratique de l'équitation se massifie. Le nombre de licenciés explose, grimpant de 30 000 à la fin de la Seconde Guerre mondiale à plus de 675 000 actuellement – dont près de 85 % de femmes. En parallèle, le tiercé, créé en 1954, draine des foules vers les hippodromes et les comptoirs des PMU. Un succès qui a fait par exemple du trotteur français Ourasi, quadruple vainqueur du Grand Prix d'Amérique, décédé en 2013, une légende, l'équivalent d'un Zinédine Zidane à sabots. Spectaculaire revirement : l'ancien outil de travail s'est mué en idole. Exactement comme le chien, qui pendant des siècles servait à garder les troupeaux, et qui est devenu aujourd'hui une personne, ou presque.

C'est dans cet univers équin brossé à grands traits qu'Hameline Virevialle circule à bord de son camion. Avec un parrain entraîneur de cracks qui l'a fait monter avant même qu'elle ne sache marcher, une mère et une fratrie en selle tous les week-ends, rien d'étonnant à ce que la vétérinaire de 44 ans se soit orientée vers les soins aux ongulés. « On dit qu'ils ont un sixième sens. En tout cas, ils sont très sensibles et intelligents. Ils m'ont apporté beaucoup de choses, y compris dans des moments difficiles. Pour moi, c'était évident quand je suis rentrée en école véto que je ferai de l'équine », raconte celle qui a d'abord pratiqué la chirurgie, avant de rencontrer son futur mari et de le suivre dans le sud de la France. À la fin des années 2000, elle a créé une structure itinérante centrée principalement sur l'orthopédie, et composée aujourd'hui de neuf vétérinaires nomades. Au volant de son utilitaire équipé d'un appareil de radiographie, d'un échographe et de tout le matériel pour traiter un large panel de cas, Hameline Virevialle se rend dans les centres équestres et haras du Var et des Bouches-du-Rhône. Jamais, ou quasiment, auprès de races de traits. Ses clients sont des propriétaires et des entraîneurs, pas des agriculteurs. Son programme en ce jour de mai 2024 : un contrôle de boiterie, un vaccin contre le tétanos, l'examen d'une ponette de concours, puis des radios sur une jument qui s'est pris un coup.

Les journées sont intenses, surtout avec une clientèle réputée pour être difficile. « Oui, les propriétaires de chevaux sont exigeants. Ils connaissent bien les pathologies. Ils établissent souvent leur propre diagnostic et je dois parfois batailler un peu pour leur expliquer que telle tendinite ne se traite pas comme telle autre. » Ils sont d'autant plus sourcilleux que l'équitation coûte une fortune. Certes, on peut s'offrir un bidet réformé des courses pour quelques centaines d'euros. Mais certains poneys de concours valent parfois très cher, souligne Hameline Virevialle : de 10 000 à 100 000 euros. Pour les chevaux, les tarifs s'envolent. Sans compter le prix de la pension – de 500 à 1 500 euros le mois –, les déplacements, l'hôtel, etc., pour les éventuels concours, les soins, le maréchal-ferrant, l'ostéopathe, les compléments alimentaires, la selle, le filet… « C'est un gros budget. » Ce qui explique que les propriétaires d'équidés soient particulièrement procéduriers.

Et aussi qu'ils soient impatients. Ils veulent tout, tout de suite. « Ils ont notre numéro de téléphone direct, ils nous envoient des SMS de 6 heures du matin jusqu'à minuit. De manière générale, ils sont très pressés, et vont difficilement attendre une semaine pour un rendez-vous de radiographie. » Leur bête est un bien précieux qu'il faut traiter comme tel. Les chiens n'ont pas l'apanage des maîtres stressés et prêts à tout pour les remettre sur pattes.

Bien sûr, la pression s'intensifie lorsqu'il s'agit de professionnels dont les ongulés sont le gagne-pain. Davantage encore pour les chevaux de course. Les 9 100 propriétaires français de cracks forment une clientèle assez particulière, encore plus exigeante et impatiente. « La carrière d'un cheval qui fait du galop dure entre deux et quatre ans. Après une course, il faut qu'il récupère rapidement, pour être au meilleur de sa forme lors de la prochaine épreuve. En conséquence, les entraîneurs ont peu de temps à nous consacrer. Ils ont parfois du mal à accepter que pour bien faire notre travail, nous devons le regarder trotter, éventuellement lui faire une radio ou une échographie », détaille Hameline Virevialle. Le monde hippique, *via* le PMU, est un gros business, qui a généré 9,767 milliards d'euros en 2019. Cette manne peut conduire certains à repousser les limites de leurs montures. Tel cet entraîneur, dont le trotteur avait fini en tête après qu'un véto, qui préfère rester anonyme, ne lui a fait une injection d'anti-inflammatoires dans les carpes pour le soulager. Le lendemain, l'entraîneur l'a rappelé pour savoir s'il pouvait faire une infiltration dans les genoux de toute son écurie…

Il était donc logique que le cheval soit le premier dépositaire du courant du « bien-être » qui infuse la société depuis vingt ans. Hameline Virevialle tout comme Laurent Mangold et l'ensemble de leurs confrères témoignent de cette montée en puissance. Cette nouvelle sensibilité a eu raison de la consommation de viande de cheval. Celle-ci, rappelle la sociologue Vanina Deneux-Le Barh, a fluctué dans l'histoire. Interdite dans le monde chrétien par une bulle papale au VIIIe siècle, elle fut légalisée en France à la fin du XIXe pour améliorer l'alimentation des classes laborieuses et donner une fin plus « digne » aux chevaux âgés. L'hippophagie connaît alors son apogée et perdure après la Seconde Guerre mondiale, quand l'État l'encourage pour sauver les races de traits ringardisées par la mécanisation. Jusque dans les années 1990, manger du canasson est une habitude. Depuis, le *wellfare* est passé par là – il suffit de voir les réactions au scandale des « lasagnes au cheval » en 2013. Lorsque de la viande de cheval avait été retrouvée dans des lasagnes censées être au bœuf dans le cadre d'une vaste fraude commise à l'échelle européenne par l'entreprise Spanghero, des produits Findus et Picard avaient été retirés de la vente. L'avènement de l'animal de compagnie joue aussi. Qui s'imagine de nos jours se régaler d'un steak canin ? Aujourd'hui, « il subsiste une consommation de viande de cheval dans les classes populaires et parmi les personnes âgées. On trouve des boucheries chevalines dans le quart nord-est et dans le quart sud-est du fait de l'immigration italienne », souligne la chercheuse. Qu'en sera-t-il demain ? En 2023, seuls 5,2 % des foyers français s'adonnent encore à l'hippophagie selon l'IFCE. Un chiffre en baisse constante puisqu'ils étaient encore 21 % en 2011.

La vigilance du public envers la maltraitance a aussi conduit le monde équestre à s'interroger. En 2016, les principaux acteurs de la filière – la Fédération nationale du cheval, l'Association vétérinaire équine française, la Fédération française d'équitation, France galop, le Groupement hippique national et Le Trot – ont élaboré une « Charte du bien-être équin » comprenant huit grands principes tels qu'offrir un lieu de vie adéquat, établir une bonne relation homme-équidé, faciliter les contacts sociaux ou encore assurer une fin de vie décente. Côté compétitions, les règlements s'affinent chaque année. Certains équipements jugés trop agressifs (éperons à trois picots) sont interdits et la moindre goutte de sang provoque l'arrêt de l'épreuve. Ces mesures ont été mises en place pour répondre à l'émoi provoqué par plusieurs images de mauvais traitement aux Jeux olympiques de Tokyo en 2021. Notamment celles de la cavalière allemande Annika Schleu, en larmes, en train d'infliger des coups de cravache et d'éperon rageurs à sa monture Saint Boy lors du pentathlon moderne. Ou de Kilkenny, un hongre gris crachant du sang par les naseaux pendant le saut d'obstacles. Suite à ces scandales, Peta a appelé à bannir l'équitation des JO. Et en février 2023, deux militants du Vegan Strike Group (groupe de grève vegan) portant le message « *Stop horse sport* » (« stop au sport équestre ») inscrit en grosses lettres noires sur le corps ont interrompu le Jumping de Bordeaux au mépris de toute sécurité : la leur, celle des cavaliers, mais aussi celle des chevaux.

C'est entre autres pour éviter ce genre de débordements que les Jeux olympique de Paris ont été placés sous le signe du *wellbeing*. « Le bien-être du cheval est notre priorité absolue en toutes circonstances », déclarait ainsi en avril 2024 le Belge Ingmar De Vos, président de la Fédération équestre internationale (FEI) et membre du Comité international olympique (CIO). « Tokyo a éveillé les consciences. Nous ne laissons plus rien passer, absolument rien ! »

Concrètement, cela s'est traduit par la présence d'un coordinateur du bien-être équin tout au long de la compétition, la création d'aires de détente afin que les athlètes à crinière puissent se dégourdir les pattes, ou encore l'édification dans le magnifique parc du château de Versailles d'une clinique vétérinaire temporaire avec boxes d'hospitalisation et zones de contrôle anti-dopage. Sur ce volet aussi, Paris 2024 aura été un succès, puisque les épreuves se sont déroulées sans accroc. Ces olympiades auront tout de même signé la dernière apparition de l'équitation dans le pentathlon moderne. L'épreuve, depuis longtemps décriée pour son injustice supposée – les cavaliers tirent au sort leur monture vingt minutes avant d'entrer sur la piste – n'a pas survécu à l'affaire Annika Schleu. Après cent douze ans de présence, elle sera remplacée dès 2028 à Los Angeles par une course d'obstacles à pied.

La bientraitance n'est cependant pas réservée aux champions olympiques. Accompagnant les évolutions de la société, la fameuse loi du 30 novembre 2021 contre la maltraitance animale comporte un volet consacré aux équidés. Outre l'interdiction des « manèges à poneys » où les pauvres bêtes tournaient en rond des heures durant, et une nouvelle procédure permettant de vendre plus facilement un cheval abandonné par son propriétaire chez un professionnel, la mesure phare du texte est la mise en place depuis le 1er janvier 2023 d'un certificat d'engagement et de connaissance obligatoire pour les particuliers détenteurs de juments, ânes, mulets et autres bardots. C'est sans doute l'illustration la plus parlante de ce phénomène que les vétos ont vu éclore : la toutouisation du cheval. Éric Février exerce dans le Cantal, un département historiquement producteur de races de traits, depuis plus de quarante ans. Pour lui, « la pratique équestre s'est diversifiée à partir des années 1980, en même temps que la relation entre l'homme et l'animal a évolué. Le cheval est passé du statut d'animal de rente, que ce soit dans la filière club ou la filière bouchère, à celui d'animal de compagnie. » En mars 2018, le député et futur candidat à l'élection présidentielle Nicolas Dupont-Aignan a d'ailleurs déposé une proposition de loi – retoquée – pour que cette évolution ait une traduction juridique. Les arguments présentés dans son texte ? :

« Rien ne différencie plus le chien (animal de compagnie) d'un cheval (animal de rente) :

– un chien est un outil de travail (chien guide d'aveugle, chien de recherche…), le cheval aussi (hippothérapie, collecte des déchets, débardage du bois, labour des vignes…) ;

– un chien est un bien commercial, le cheval aussi ;

– un chien est un agrément pour l'humain, le cheval aussi (cheval laissé en pâture) ;

– le chien est un compagnon de loisir et de compétition (sports tels que l'agility, le canicross...), le cheval aussi (centre équestre, concours de saut d'obstacles). »

Bref, l'équidé est un chien comme les autres... À ce titre, les maîtres lui offrent des cadeaux : licol en polaire, déguisement de licorne multicolore pour poney ou inévitable calendrier de l'Avent et ses friandises au goût pomme-cannelle et banane. Ils sont également prêts à mettre le prix pour faire soigner au mieux celui qui est devenu leur intime. Laurent Mangold se souvient : « Au début de ma carrière, j'avais en face de moi des paysans, le béret bien enfoncé sur la tête, qui disaient : "La valeur réelle de mon cheval malade, là, c'est sa valeur bouchère. Il vaut 500 euros à l'abattoir, je ne vais pas dépenser 3 000 euros de chirurgie." Ce raisonnement de bon sens économique a disparu au profit d'une vision beaucoup plus affective. »

« Désormais, le moindre propriétaire avec un bout de terrain dans le Perche veut mettre une pouliche dessus, ajoute un autre véto de l'est de la France. Le problème, c'est que, souvent, il ne connaît pas ses besoins spécifiques. Il ne rend pas non plus compte de l'engagement, y compris financier, que ça représente, d'avoir chez soi un animal de 600 kg qui mange 10 kg de foin par jour. »

Lors de ses tournées, Hameline Virevialle constate également que « beaucoup de gens ont un cheval ou un petit âne dans leur jardin. C'est un usage régulier, surtout dans le Var. Il a toujours existé, notamment parce que les pensions coûtent très cher, mais j'en vois de plus en plus ». Parmi eux, de vrais connaisseurs. Mais aussi des maîtres aveuglés par leur amour des bêtes au point de négliger leurs besoins. Comme cet âne, qu'Hameline Virevialle a découvert dans un état déplorable il y a un an, dans un pré derrière une maison des environs de Fuveau, au cœur des Bouches-du-Rhône. Le pauvre baudet a les membres couverts de plaies purulentes. Quand la véto s'approche, elle s'aperçoit que ses pieds ne sont pas parés depuis longtemps. « Il n'avait pas vu le maréchal-ferrant depuis plusieurs années, relate la véto, encore effarée. Quand j'ai demandé pourquoi au propriétaire, il m'a répondu qu'il ne pensait pas que l'âne en avait besoin, car il ne sortait pas du jardin. Le monsieur aimait beaucoup son animal, ce n'était pas le problème. Mais à force de le laisser en totale liberté sans s'en occuper, il en était arrivé à le maltraiter. »

Combien sont-ils exactement à posséder un âne ou un poulain à domicile ou presque ? Difficile de le savoir. Sur le million d'équidés qui piaffent dans l'Hexagone en

2023, « plus d'un tiers ne sont pas en centres équestres. Et c'est une tendance en hausse », estime Camille Eslan. Pour sa thèse de doctorat[1], cette spécialiste de la filière équine s'est justement penchée sur ce qu'elle appelle les « usagers hors structure ». Selon une enquête menée en ligne, l'immense majorité de ces 122 000 personnes – 92 % très exactement – sont des pratiquants de l'équitation qui ont quitté les réseaux professionnels pour s'auto-organiser, seuls ou à plusieurs. Première raison invoquée : des doutes sur les conditions de bien-être en centre équestre. « Les équidés y sont en général enfermés en box individuel, souligne la chercheuse. Or, on sait qu'un cheval a besoin de contacts sociaux avec ses congénères. Par ailleurs, son système digestif exige qu'il marche toute la journée et mange de petits repas en continu. Ce qui, pour des raisons d'organisation, n'est pas possible dans les clubs, en particulier en milieu urbain. » Au-delà de la question du coût, ces passionnés sont aussi souvent frustrés de devoir pratiquer uniquement aux heures d'ouverture. Ou de ne pas trouver dans les structures professionnelles l'activité qu'ils recherchent : voltige, balade, randonnée, dressage à pied, médiation animale…

1. « Auto-organisation des pratiques et cocréation de valeur : comment repenser les activités équestres autonomes » Camille Eslan, thèse de doctorat, Institut Agro Montpellier 2023.

Une partie des « hors-structures » refuse même de monter les équidés. Le destrier est devenu un compagnon de vie, respecté pour lui-même, et dont ces anciens cavaliers aiment avant tout prendre soin. Les forums spécialisés et les réseaux sociaux fourmillent de témoignages. Dans la vidéo « Pourquoi j'ai arrêté de monter » (125 000 vues), postée en 2021, la youtubeuse équestre Cavalgrena, de son vrai nom Sixtine Potellet, raconte le cheminement qui l'a amenée à ne plus grimper en selle. De son côté, Pauline a franchi le pas en 2016. « J'ai commencé l'équitation classique toute petite, rembobine cette Nantaise de 34 ans. Au fur et à mesure, j'ai senti que quelque chose ne me convenait pas. Cette façon de dominer le cheval, de le faire plier par la force. Je ne voulais pas lui mettre des claques ou utiliser la cravache comme on me l'a parfois conseillé en centre équestre. » Après avoir découvert l'éthologie équine, qui prône une approche davantage basée sur les besoins de l'animal, au début des années 2000, la jeune femme trouve une pratique qui la satisfait davantage. Depuis huit ans, elle passe de longues heures avec Hidalgo, un cheval espagnol à la robe grise, à se balader à pied ou à faire des exercices. À ses côtés, pas dessus. « Je suis dans une relation d'égal à égal, de partenaire, plutôt que dans un rapport utilitaire », apprécie Pauline. Aujourd'hui, les « non-cavaliers » comme elle ne représentent qu'une minorité. Mais d'après les témoignages des vétérinaires, leur nombre augmente. Bienvenue dans l'ère des équipiétons.

Chapitre 11

Les NAC, victimes de la mode ?

Les vétos sont bien placés pour le savoir. Il en est des bêtes comme des fringues : à chaque époque ses tendances. À côté des basiques intemporels, il existe des pièces plus rares, plus branchées, plus désirables. Médor et Minou devraient donc se méfier. Ils ont beau squatter nos canapés en majesté, les chiens et les chats ne représentent respectivement que 13,8 % et 22,1 % des 75,1 millions d'animaux de compagnie en France[1]. Loin, très loin derrière les poissons (39 %), ils sont talonnés dans ce hit-parade par les oiseaux de basse-cour (11,85 %). Et doivent faire face à la concurrence des « petites marques qui montent » : oiseaux (4,93 %), petits mammifères (lapins, souris, 4,93 %) ou animaux de terrarium (lézards, tortues, serpents etc., 3,3 %).

C'est pour désigner ces patients inhabituels, aux besoins médicaux très différents – allez poser un

1. Baromètre Facco/Odoxa 2024.

cathéter sur la patte d'un coq ou faire passer une radio à un poisson voile de Chine –, que le vétérinaire lyonnais Michel Bellangeon a inventé en 1984 l'acronyme de NAC (nouveaux animaux de compagnie). Leur détention est strictement réglementée. Parmi eux, on distingue les animaux domestiques, listés dans un arrêté du 11 août 2006 du Code de l'environnement (cochons d'Inde, perruches, certains poissons, abeilles, etc.), des animaux non-domestiques ou sauvages (rat surmulot, tortues terrestres vraies, gris du Gabon, iguane vert, serpents des buissons, etc.). Pour une bonne partie de ces derniers, en posséder un est soumis à déclaration et nécessite l'obtention d'un certificat de capacité pour la détention. Ils doivent être obligatoirement identifiés et pour certains – les espèces protégées au sens de la Cites (commerce international des espèces sauvages) ou espèces de la Faune Française –, cette identification doit être enregistrée dans la base de données de l'I-FAP (identification de la faune sauvage protégée). Cet organisme ne recense pas moins de 6 090 espèces à déclarer, allant du diable de Tasmanie au varan à reflets bleus, en passant par le paon du Congo. De quoi satisfaire tous les goûts, même les plus excentriques.

Entre les murs de la clinique AniCura du 11e arrondissement de Paris, le docteur Mélanie Coquelle a vu surtout défiler des NAC « classiques ». « Quelque part, l'appellation "nouveaux animaux de compagnie" n'est pas très correcte, car des rats ou des hamsters dans les foyers, ça existe depuis longtemps », juge la vétérinaire de 36 ans, qui, très tôt, « a voulu faire autre chose que du chien et du chat ». Pour elle, les lézards et autres gerbilles se sont imposés depuis une vingtaine d'années comme une alternative aux traditionnels toutous et matous notamment parce qu'il s'avère plus facile de s'en occuper. « En ville, c'est quand même moins contraignant d'avoir un lapin qu'un labrador. Je pense que ce côté « pratique » rentre en résonance avec la prise en compte du bien-être animal. Jusqu'à récemment, les gens ne réalisaient pas qu'un chien ou un chat en appartement pouvait être malheureux. Aujourd'hui, avant de prendre un compagnon à quatre pattes, ils se disent : "Avec mon mode de vie, je ne me vois pas sortir le boxer une heure le matin, une heure le soir, et pourtant il en a besoin." Donc ils optent plus facilement pour un NAC, dont la nature sera moins contrariée. » Cela explique en partie aussi leur énorme succès pendant le confinement de 2020. « Beaucoup de personnes qui se sont retrouvées avec leurs enfants à la maison ont pris un lapin, un cochon d'Inde. Suite au Covid, mon chiffre d'affaires a augmenté pendant deux ans. Même s'il y a eu beaucoup d'abandons par la suite… », poursuit celle qui a ouvert sa propre clinique spécialisée en janvier 2025 – preuve que le marché de la bestiole singulière est porteur.

« Il existe des effets de mode », confirme Emma Monge, praticienne hospitalière au sein de la clinique NAC de l'École nationale vétérinaire de Toulouse. Cette experte des petits mammifères, titulaire du diplôme de l'ECZM (*European College of Zoological Medicine*), le seul à accorder le statut de « spécialiste », a vu des espèces autrefois délaissées revenir sur le devant de la scène – un peu comme les légumes oubliés… Aujourd'hui, la star incontestable, « c'est la poule. Elle est la manifestation d'une envie de retour aux sources, de valeurs de la campagne avec les œufs qu'on produit soi-même ». Les « Cocottes », « Coquettes », « Poulettes » – « j'ai reçu aussi des prénommées “Paillettes” et des “Licornes” » – trouvent leur place dans des appartements « et deviennent des animaux de compagnie ». Frédéric Fortunel, maître de conférences en géographie à l'université du Mans, s'est penché sur le sujet. Dans le cadre d'un article scientifique paru en 2024[2], le chercheur a interrogé plus de 7 000 personnes sur ce qu'il appelle cette « poulomanie ». « Les profils sont plutôt féminins et c'est la production d'œufs qui

2. « La poule en amateur. Analyse socio-spatiale des motivations d'élevage de *Gallus gallus domesticus* par les particuliers en France », *Espaces et sociétés*, n° 191(1), 2024.

semble expliquer les adoptions, a-t-il constaté. Mais je forme l'hypothèse que ces élevages amateurs évoquent pour leurs propriétaires la basse-cour de la mythologie familiale, une France qui n'existe plus beaucoup. La poule est le témoin des mutations de notre manière de vivre[3]. »

Le lapin est l'autre NAC qui cartonne. Avec leurs oreilles tombantes, leurs yeux attendrissants et leurs poils tout doux, les Minilops – des lapins béliers nains, mignons à croquer – « séduisent les jeunes couples, souligne Emma Monge. Ils ne sont plus réservés aux seuls enfants, les adultes de 25-30 ans s'y intéressent de plus en plus. C'est devenu le troisième animal de compagnie qu'on voit en consultation derrière le chien et le chat. Le lapin va vivre quasiment en liberté dans l'appartement ou avoir sa propre chambre ». La spécialiste m'a aussi expliqué que beaucoup de maîtres ont fait du lit pour poupée IKEA Dutkig, « le lit officiel des lapins ». Les propriétaires se sont passé le mot, certains confectionnent des tissus adaptés à la taille de ce lit. D'autres transforment des coffres de rangement de chez IKEA également, où ils aménagent une porte pour créer un petit coin avec la litière et le foin. Le tout est instagrammable à souhait. Certains descendants de Roger Rabbit sont ainsi devenus des icônes sur les

3. Interview au *Parisien*, octobre 2022.

réseaux sociaux. Créé par deux Finistériens, le compte TikTok « Famille Oréo » suit par exemple en vidéo le quotidien d'un lapin nain au pelage noir et blanc. Oréo au camping, Oréo au marché, Oréo mange du kiwi, Oréo attrape un livre… Le compte, relié à une boutique en ligne vendant litière de chanvre et gants de brossage, affiche près de 200 000 followers ! Tout un « *bunny-business* » s'est mis en place.

Les vétérinaires aussi ont su s'adapter, notamment avec la création d'un label « Rabbit Friendly », qui respecte les spécificités des boules de poils à grandes oreilles et le développement de cabinets spécialisés ou de secteurs dédiés aux NAC dans les cliniques. Selon Emma Monge, « les gens qui ont un lapin vont d'abord aller voir leur vétérinaire de proximité, c'est logique. Mais ce dernier n'a pas forcément reçu de formation idoine. Il fera tout ce qu'il peut en médecine de routine et quand ça se complique, il renverra vers des structures qui ont l'habitude. C'est ce que j'explique aux jeunes vétos qui ne veulent soigner que du chien ou du chat. Les NAC, aujourd'hui, ils sont là, et vous allez les avoir en consultation. Donc autant connaître au moins la base. » Parmi les espèces qu'ils sont amenés à croiser souvent lors de leurs rendez-vous, des « produits du terroir » – lapins, poules… – mais aussi des bestioles plus exotiques. « Je vois aussi un nombre croissant de caméléons et de geckos à crête », poursuit le docteur Lionel Schilliger, 57 ans, grand spécialiste de tout ce qui a des écailles. Les premiers, « parce qu'ils sont très beaux, et que bien s'en occuper relève d'un challenge, ce que recherche une frange de propriétaires. Les seconds, parce qu'il est facile de les nourrir. Ils mangent une poudre qu'on mélange avec de l'eau et n'exigent donc pas de nourriture vivante, qui peut rebuter certaines personnes ». Ce lézard tropical n'a pas trop d'exigences, notamment en termes de température, ce qui fait le bonheur des enfants – et des parents car ce sont quand même eux qui finissent souvent par nettoyer le terrarium…

Lionel Schilliger est une référence dans les soins aux reptiles et aux amphibiens en France. « J'ai toujours été passionné par ces drôles de bêtes, même si ce n'est pas pour cela que j'ai fait véto », raconte cet ancien de l'école vétérinaire de Nantes, bardé de diplômes en herpétologie – le nom de sa spécialité –, mais aussi en médecine canine. Après quinze ans passés à diriger sa propre structure, il partage désormais son temps en tant que collaborateur libéral entre une clinique pour animaux de compagnie « conventionnels » à Auteuil (Paris 16e) et une autre, spécialisée dans les NAC, à deux pas des Invalides (Paris 7e). En trente-cinq ans de carrière, l'expert a vu des espèces promises à un avenir radieux devenir totalement has-been. Par exemple, l'iguane vert « dont on disait au début des années 2000 qu'il allait supplanter le chat. À ce moment-là, j'en recevais tous les jours en consultation. Le problème, c'est que c'est un animal qui mesure 30 cm quand il est petit, mais 1,80 m à l'âge adulte. Par ailleurs, il semblait tranquille tant que les gens le maintenaient à 20 degrés. Mais c'est parce qu'il avait froid. On en avait fait des animaux de compagnie, car on ne respectait pas leurs besoins. Dès que les gens ont compris qu'il fallait conserver leur iguane dans un environnement à 30 degrés comme dans les forêts du Honduras et du Nicaragua, et que dans ce cadre-là, il révélait sa vraie nature en sifflant, en mordant et en battant de la queue, ils ont déchanté ».

Autre animal remisé au placard comme une doudoune sans manches, trop vue, trop portée : le furet, dixit les docteurs Monge et Schilliger. Je confirme. En octobre 2007, j'ai réalisé un article pour *Le Parisien*, titré « Le furet fait son trou chez les jeunes ». À l'époque, Jean-François Quinton, vétérinaire parisien, vice-président du Groupe d'études des nouveaux animaux de compagnie assurait que ce mustélidé était « en passe de devenir le troisième animal domestique dans la capitale derrière les chiens et les chats. Il y a dix ans, j'en voyais un par mois et, aujourd'hui, j'en reçois cinq par jour ». Depuis, le furet est tombé dans l'oubli, notamment à cause de sa mauvaise odeur. « Les gens en sont revenus aussi car le fait de le castrer chirurgicalement provoquait des maladies surrénaliennes », ajoute Lionel Schilliger. Sans oublier que ce long tuyau poilu aux petites dents acérées peut se révéler sacrément agressif. Lors de mon reportage chez un couple de propriétaires, l'une de leurs bestioles m'avait d'ailleurs mordu jusqu'au sang.

D'autres anciennes gloires sont tombées aux oubliettes. Très en vogue il y a quelques années, « les pythons molures, ces énormes serpents pouvant mesurer jusqu'à cinq mètres à l'âge adulte, ont aussi été mis de côté. Au profit du python royal et son 1,30 m, beaucoup plus facilement gérable en terrarium », ajoute le docteur ès reptiles. La grande vague du bien-être animal est aussi passée par là. Pour limiter les achats coup de cœur sur Internet ou lors d'expositions-ventes itinérantes où ils sont plus ou moins bien traités, les serpents, à l'instar d'autres animaux non-domestiques détenus en captivité, doivent être identifiés par une puce – électronique – depuis le 15 juin 2018. Le 9 mars 2023, le célèbre cabaret parisien du Moulin Rouge, à Pigalle, a quant à lui cessé définitivement son « ballet voluptueux » sous la pression des associations de lutte contre la maltraitance animale. Dans ce numéro, une danseuse plongeait dans un bassin transparent où elle manipulait de grands pythons, molures et réticulés. Deux « espèces protégées », qui plus est

« terrestres » et non aquatiques, avait déploré la mairie de Paris en demandant à l'établissement de « ne plus utiliser d'animaux sauvages » dans ses spectacles. Afin que les malheureux « ne soient pas agressifs, ils étaient maintenus dans une eau froide. Ils avaient le museau scotché pour ne pas mordre la danseuse ainsi que le cloaque pour les empêcher de faire leur crotte dans le bassin », ajoute Lionel Schilliger, qui les soignait régulièrement pour des pneumonies.

En dehors de ces gigantesques constricteurs, « les adoptions de reptiles sont stables », évalue Emma Monge. À ce propos, je ne résiste pas à l'envie de partager une anecdote que m'a racontée la sœur d'un véto au début de mon enquête. Elle met en scène une femme, célibataire, grande amatrice de serpents. Cette dame a ramené d'un voyage en Asie un jeune python, qui vit chez elle et à qui elle voue une véritable passion, au point de lui donner un petit nom – « Fripounet » en l'occurrence. Alors que ce dernier approche de ses 3 ans, sa maîtresse l'emmène chez le vétérinaire pour un rendez-vous de routine. L'examen se déroule sans difficultés. RAS, « Fripounet » est en pleine forme. À la fin de la consultation, le docteur, assis derrière son bureau, demande à la propriétaire si l'animal a de l'énergie, s'il mange correctement, si elle n'a rien de spécial à lui signaler. « Non tout va bien », répond la cliente. Avant de reprendre. « Ah si, tenez. D'habitude,

« Fripounet » dort roulé en boule avec moi dans le lit. Mais depuis quelque temps, il s'étend à mes côtés de tout son long. C'est merveilleux... » À ces mots, le vétérinaire blêmit. « Mais, madame... Il vous mesure ! » Sous-entendu : le serpent évalue la taille de sa future proie.

Vérification faite, cette histoire glaçante est une légende urbaine, propagée avec gourmandise par certains vétos. « Oui, ça revient régulièrement », s'amuse Lionel Schilliger. Plus sérieusement : « Mais ça n'a aucun sens, dans la mesure où l'homme n'est pas dans le régime alimentaire du serpent. Pour lui, on ne sent pas bon. Les serpents venimeux peuvent être dangereux, et les constricteurs mordre s'ils se sentent attaqués, mais en aucun cas manger quelqu'un. » Peu importe finalement qu'elle soit fausse, cette anecdote illustre les fantasmes projetés sur les boas, couleuvres et autres serpents des blés, ainsi que sur ceux qui les aiment. Pour le vétérinaire des Invalides, qui les fréquente depuis longtemps, « il faut sortir des clichés des clients tatoués et piercés de partout. Ce sont souvent des jeunes couples, issus de tous les milieux sociaux. Ils ont la volonté de se recréer un petit coin de nature dans une vie de plus en plus urbanisée. Je note qu'ils aiment l'exotisme au sens large : les voyages à l'étranger, les bonsaïs, s'évader au quotidien avec des animaux inhabituels ».

Sa consœur toulousaine Emma Monge trouve que les herpétologistes forment « une clientèle assez particulière, qui estime parfois mieux connaître son serpent que le véto ». Elle confirme qu'ils sont victimes de préjugés. « Le serpent va être associé à quelque chose de dangereux. Les gens vont facilement leur demander quel est l'intérêt d'en avoir un chez eux. » C'est vrai qu'il n'est pas question de jouer à la baballe avec son python royal ou d'attendre qu'il remue la queue quand on arrive à la maison. Les interactions avec les reptiles sont aussi riches et intenses que celles qu'on peut avoir avec un poisson tournant dans son aquarium. « Il n'existe pas de lien affectif. C'est un plaisir contemplatif, à sens unique. On est plus dans un animal de décoration. On peut même considérer pour certains très beaux spécimens qu'on s'approche d'un animal de collection », souligne la Toulousaine. Les prix peuvent aller de 5 000 à 10 000 euros pour une espèce très recherchée telle que le python de Boelen. Le docteur Coquelle parle alors de « NAC Rolex ». « C'est l'animal qu'on aime montrer parce qu'il est exotique et qu'il est beau » poursuit la vétérinaire. Dans un tout autre genre, elle évoque les « tortues du bled » : des spécimens que les familles d'origine maghrébine ramènent de leurs vacances au pays l'été dans leur valise. Sauf que ces espèces, habituées à la chaleur du Maroc ou de l'Algérie, ne sont pas du tout adaptées au climat français. Elles arrivent donc souvent mal en point chez le docteur…

Des lapins influenceurs aux « NAC Rolex », les tendances se succèdent, à l'image des collections automne-hiver des grands créateurs, laissant les vétérinaires parfois désemparés. Dernièrement, c'est le serval, un félin sauvage venu d'Afrique, qui a la cote. Les vidéos montrant ce grand cousin du chat au pelage tacheté et aux oreilles pointues en train de se faire caresser tranquillement dans un canapé pullulent sur TikTok et Instagram, alimentant un trafic illégal. Selon 30 millions d'amis, « le nombre de servals capturés et placés en refuge augmente considérablement en France. Depuis les années post Covid-19, des particuliers apprivoisent cet animal au profil atypique, victime d'un effet de mode favorisé par les réseaux sociaux ». En oubliant que le félin peut se montrer très agressif. En octobre 2023, les agents de l'Office français de la biodiversité ont saisi un serval à Arcueil, dans le Val-de-Marne. Après avoir chuté d'un immeuble, il avait été emmené chez le véto par son propriétaire, lequel avait ensuite pris la fuite. Une enquête judiciaire a été ouverte par les policiers de l'environnement pour « détention non autorisée d'animal non domestique ». Il risque une amende de 1 500 euros. Une punition qui grimpe jusqu'à 150 000 euros et trois ans d'emprisonnement pour des espèces protégées telles que la chouette effraie, le jaguar ou, l'hippocampe. La mode n'a pas peut-être pas de limites, mais elle a un prix.

Chapitre 12

Internet, le cauchemar des vétos

Les cabinets des vétos ne sont pas des zones blanches. Trente-cinq ans après le lancement du web le 12 mars 1989, le numérique a chamboulé leur quotidien comme il a révolutionné l'ensemble de la société. Les docteurs des bêtes ont vu débarquer, lors de leurs consultations, un concurrent aussi calé qu'eux en coryza, en torsion de l'estomac et en anatomie du félin : Google. Ils ont aussi dû prendre l'habitude d'être noté en ligne à l'instar de n'importe quel chauffeur Uber. Même si Facebook et Instagram leur permettent de communiquer plus directement avec leurs patients, ils ont découvert en parallèle la violence décomplexée des réseaux sociaux, au point de lui donner un nom, le « véto bashing ».

Internet, ce grand défouloir. Selon le dernier baromètre de l'observatoire des agressions et des incivilités du Conseil national de l'ordre de vétérinaires, 20,42 % des faits déclarés en 2023 « sont des agressions sur les réseaux sociaux ». Un phénomène qui se répand depuis plusieurs années. Le rapport précédent pointait déjà « une forte augmentation des incivilités sur Internet et les réseaux sociaux », avec une progression des signalements de dénigrements sur les réseaux sociaux de 30 %.

Le premier degré du bashing, c'est la mauvaise note sur Google : une étoile (sur cinq), généralement assortie d'un commentaire assassin. Installé dans un cabinet de ville à Cholet depuis dix-neuf ans, après avoir exercé longtemps en région parisienne, Vincent Coupry met un point d'honneur à répondre systématiquement à tous les avis, en particulier ceux qui le dézinguent. Dernier exemple en date, le propriétaire d'un chat, qui l'appelle un dimanche soir d'octobre 2023 parce que son greffier vomit depuis trois jours. « Et il me demande quoi faire… Je lui réponds qu'il faut l'emmener tout de suite chez un vétérinaire, et que laisser son chat malade relève de la maltraitance. » Le monsieur n'a manifestement pas apprécié puisqu'il a collé une mauvaise note au véto, le traitant au passage d'« idiot ». Ce à quoi le docteur Coupry, qui a son petit caractère, a rétorqué dans un long message que « la continuité des soins n'a pas pour but de pallier à (*sic*) la négligence des propriétaires qui ne se préoccupent pas suffisamment de la santé de leurs animaux ». Ambiance… « Je ne sais pas si cela sert à quelque chose, mais au moins cela me permet de redonner les circonstances et de ne pas laisser dire n'importe quoi. » Encore plus quand l'internaute qui fait chuter la note n'est jamais venu chez le vétérinaire en question. Tels ces quelques profils ayant mis simultanément une étoile au praticien choletais en avril 2023, suite au décès d'un chat – consécutif à une anesthésie – dont la propriétaire l'estimait responsable. Entendons-nous bien. Les pages d'avis des cliniques vétérinaires regorgent aussi de félicitations de clients ravis que leur fidèle compagnon ait été sauvé. Les médecins animaliers ne sont pas infaillibles et les critiquer reste un droit. Encore faut-il que les griefs soient étayés, au risque de tomber sous le coup de la loi.

Le « véto bashing » se pratique souvent en troupeau. La clinique AniCura VetRef de Beaucouzé, juste à côté d'Angers en a été la cible au printemps 2021. Elle s'en est ouvert sur sa page Facebook : « Chères abonnées, chers abonnés », a-t-elle écrit le 27 mai. « Certains d'entre vous l'ont surement [*sic*] remarqué, nous sommes pour la première fois confrontés à une attaque diffamatoire d'un groupe de personnes qui, sans jamais avoir mis les pieds au sein notre établissement, ni avoir eu de contact avec aucun membre du personnel de la clinique, porte atteinte aujourd'hui à l'intégrité de nos praticiens, sans compter les menaces envoyées par mail et appels téléphoniques d'insultes. [...] Une procédure de plainte pour diffamation est engagée et nous laisserons désormais le soin aux autorités compétentes de donner suite à cette affaire. Pour information, les amendes encourues par les personnes participant à ce "bashing" sont de l'ordre de 12 000 euros. » Le message, sous lequel plusieurs dizaines de propriétaires ont clamé leur soutien à la clinique, et surtout la plainte ont semble-t-il été dissuasifs, puisque le harcèlement en ligne a cessé.

Un palier est franchi lorsque le harcèlement se transforme en attaque personnelle envers un vétérinaire. Planqués derrière l'anonymat des réseaux sociaux, chauffés par l'agressivité permanente qui règne sur Facebook et sur X, désinhibés par l'effet de meute et la virtualité, les trolls insultent, intimident, menacent. Vincent Coupry a vécu ça, lui aussi. En mai 2016, le véto est contacté par une de ses clientes des Herbiers, à trente kilomètres de Cholet, qui a adopté un chien dans un refuge de Narbonne. Ghost, un berger belge malinois, a été transporté jusqu'à la Vendée par des bénévoles. « Dès son arrivée, il a mordu un des autres chiens de la propriétaire, et a menacé son mari et ses enfants. Je l'ai donc reçu pour une consultation comportementale, raconte le médecin, qui a la particularité d'être également expert judiciaire près la cour d'appel d'Angers. J'ai l'habitude. Le chien était très agressif et je ne me sentais pas rassuré du tout. En appelant le refuge d'origine, j'ai appris qu'il avait déjà agressé le personnel. Comme il représentait un réel danger, j'ai décidé avec l'accord de sa détentrice de pratiquer l'euthanasie. »

Quelques jours plus tard, le délégué d'un laboratoire l'informe qu'une campagne de bashing le vise sur le Net. Sur sa page Facebook, qui compte 190 abonnés, l'association Ligue universelle pour la nature et les animaux (Luna), dénonçant une « euthanasie de complaisance », affiche, sous le titre rouge sang « Liste noire à diffuser », le nom, la photo et le numéro de téléphone du vétérinaire. « Et ça embraye. Dans les commentaires, je me faisais traiter de criminel, de nazi, on disait que c'est moi qu'il aurait fallu euthanasier. Les choses commençaient à déraper sérieusement. » Le praticien porte plainte, et l'association est condamnée en juin 2019 pour diffamation. Mais Internet n'oublie rien. Le 3 mars 2020, la présidente de Luna a lancé une pétition sur change.org dans le but d'obtenir la « radiation de M. COUPRY du conseil de l'ordre des vétérinaires + condamnation exemplaire [...] afin que les citoyens et notamment les personnes qui aiment vraiment les animaux, puissent s'exprimer librement sur ces faits ». Parmi les 1 208 signataires, l'un lui souhaite de « crever enenfer [*sic*] misérable tueurs d'animaux [...] vétérinaires mafieux » et un autre souligne la chance du vétérinaire, « chance que ce pauvre chien ne soit pas [s]ien ». Les zones rurales ne sont pas épargnées par ces déferlements de haine. Estelle Blanchet, vétérinaire à Mussidan, petite ville de 2 700 habitants en Dordogne, a elle aussi été attaquée après une euthanasie pratiquée en urgence sur un chat qui venait de passer sous les lames d'une tondeuse… Elle raconte. La cliente a publié un post sur le compte Facebook d'une association de protection animale très suivie « en se plaignant que j'avais été inhumaine, que j'avais fait ça en cinq minutes et en me reprochant de lui avoir facturé l'euthanasie. Je me suis faîte défoncer sur Internet, certains commentaires demandaient : "Il est où le véto qu'on aille lui faire sa fête ?" Quand j'ai appris ça, j'étais au resto pour l'anniversaire de ma fille, ça m'a mise au fond du trou. C'est très dur à vivre. » Sous la menace d'une plainte, la basheuse a effacé son message. Mais pas le sentiment d'injustice qu'a ressenti la vétérinaire.

Heureusement, le Net a aussi de bons côtés. Grégory Santaner est un excellent guide pour explorer le monde vétérinaire 2.0. Après avoir été praticien en médecine canine pendant vingt ans, ce technophile de 51 ans a créé en 2003 VetoNetwork, son entreprise de conseil en numérique et en innovation dans le secteur de la santé animale. Il faut dire qu'il y a du boulot. Au printemps 2024, « seulement 62 % des établissements vétérinaires ont un site Internet par exemple, ce qui n'est pas énorme », m'expliquait le serial entrepreneur, associé, entre autres, dans la plate-forme de création de contenus numériques spécialisée Dr Patounes. Celui qui est également co-fondateur de l'association Vet in Tech se souvient très exactement du moment où Internet a fait son entrée dans sa salle de consultation. C'était en 2007, année de la sortie du premier iPhone. « J'examinais un chien sur lequel je soupçonnais un syndrome de Cushing. Il s'agit d'une maladie hormonale avec symptômes parfois un peu frustes, qui n'est donc pas facile à dépister. Je décide de lancer une analyse de sang afin de vérifier. Et donc je dis en sortant de la pièce au propriétaire "on va chercher ça", en lui donnant le nom de la maladie. » Quand le médecin revient du laboratoire au bout de cinq minutes, le maître est sur son smartphone. « Il avait tapé sur son moteur de recherche "syndrome de Cushing", et il a commencé à me poser des questions sur ce que j'envisageais de faire. »

L'irruption de ce que les vétos appellent « docteur Google » représente un bouleversement. « En vingt ans, le duo formé avec le propriétaire a complètement éclaté, estime Grégory Santaner. C'est devenu un trio, le numérique étant le troisième acteur de la consultation. » Ce qui oblige le véto à descendre de son piédestal, de se mettre à égalité et de discuter avec quelqu'un qui apporte ses propres infos. Pas évident de quitter sa posture de sachant et d'abandonner son vocabulaire technique. Certains vivent mal de voir leurs six ou sept années d'études post-bac et leurs compétences mises sur le même plan qu'une recherche sur le web. Les vétos ne sont pas les seuls concernés, loin de là. « On retrouve ce phénomène de perte d'autorité dans toutes les professions, en particulier celles de santé, analyse Didier Truchot, professeur de psychologie sociale à l'université de Franche-Comté. Quand ils se rendent chez le médecin, les patients ont déjà fait leur diagnostic sur Wikipédia ou sur Doctissimo. Ce n'est peut-être pas encore le cas quand on va chez le garagiste, quoique... » Pour les vétérinaires, fini le temps où ils annonçaient « votre chien – ou votre chat – a telle maladie, voilà l'ordonnance ». « Nous passons plus de temps à expliquer et parfois même à négocier avec les clients. Ou en tout cas à explorer les pistes qu'ils amènent », estime Grégory Santaner. Et ce n'est qu'un début. Le boss de VetoNetwork évoque des confrères confrontés au « docteur ChatGPT », du nom de l'intelligence artificielle répondant en quelques secondes à n'importe quelle question. « Je pense qu'on va rapidement arriver à "docteur algorithmes", c'est-à-dire une IA qui se basera sur les données issues par exemple du collier connecté d'un chien. Le maître aura quelque part plus d'informations que le vétérinaire sur la santé de l'animal. »

Nous n'en sommes pas encore là. En attendant, Grégory Santaner ne diabolise pas le web. Si les sites consultés ne racontent pas n'importe quoi – on y reviendra –, il y voit même « une opportunité pour créer le dialogue ». Même son de cloche chez sa collègue Mélanie Coquelle, alias Dr Nacophile sur les réseaux sociaux. Cette praticienne spécialiste des NAC a lancé son blog de vulgarisation scientifique sur les petits mammifères et autres reptiles en 2017, « à une époque où il n'y avait pas beaucoup de choses sur Internet ». Depuis, elle a décliné ses conseils très sourcés sur l'abcès pré-cornéen chez le gecko à crête ou les otites des lapins béliers sur Instagram, où elle compte actuellement 10 000 abonnés. Entre le *reel* d'un furet en consultation et une vidéo d'un entraînement de pole dance – son autre passion –, la vétérinaire de La Rochelle répond aux questions de sa communauté avec force émoticônes. « Les réseaux sociaux permettent de partager notre quotidien, d'échanger directement avec les propriétaires ou de donner des nouvelles des animaux que nous soignons », détaille la Dr Nacophile. On est encore loin des millions de fans d'Inoxtag ou de Lena Situations, mais des « influenceurs vétos », telles que la Véto Tabasco (56 000 abonnés sur TikTok) ou Océane Sorel (240 000 abonnés sur son compte Instagram thefrenchvirologist) se mettent à émerger.

« Le problème d'Internet, c'est aussi qu'on y trouve tout et n'importe quoi. Y compris des pages qui n'ont aucune valeur scientifique et relèvent quasiment du complotisme » prévient Grégory Santaner. Quantité de fake news en lien avec le bien-être animal circulent sur les réseaux sociaux. Par exemple, le Bravecto. Depuis plusieurs années, cet antiparasitaire destiné aux chiens et aux chats, prescrit uniquement sur ordonnance, est accusé d'être dangereux pour la santé des animaux. Lancée en 2016, une pétition française, « Tous contre le Bravecto », dans laquelle on trouve des témoignages de propriétaires de chiens qui seraient morts après qu'on leur a administré le médicament, rassemble près de 17 000 signatures afin de demander son interdiction. La page « On empoisonne nos animaux » pointe, entre deux tartines de chiffres et de termes abscons, que l'agence européenne du médicament recense 3 988 signalements d'effets secondaires après administration de Bravecto en 2017. Un chiffre « hélas bien en dessous de la réalité », s'alarment les auteurs sur le mode « la vérité est ailleurs ». Peu importe que les journalistes de la cellule Checknews de *Libération* ayant enquêté sur le sujet en 2018 concluent que « rien ne prouve, jusqu'à présent, que cet antiparasitaire [...] soit réellement nocif ». Peu importe aussi que le docteur Hervé Pouliquen, professeur de pharmacologie et de toxicologie à l'École nationale vétérinaire de Nantes, assure dans une publication scientifique[1], datant également de 2018, que « les nombreuses polémiques virtuelles » dont « fait l'objet, sur les réseaux sociaux », le Bravecto, « ne sont pas fondées ». Peu importe enfin et surtout que des milliers de vétos dont le métier est de soigner les animaux le prescrivent depuis des années. Régulièrement, des propriétaires, enfermés dans des bulles de filtre par les algorithmes de Méta ou TikTok, refusent l'ordonnance et préfèrent des solutions « naturelles ».

Croquettes supposément toxiques, molécule contre l'arthrose délétère... Les théories fumeuses propagées sur les réseaux sociaux par des spécialistes autoproclamés ne manquent pas. Elles ne sont pas sans risques. Grégory Santaner cite le cas d'« un chat qui souffre de diabète. Son propriétaire lit sur une page Facebook que l'insuline est toxique et qu'il faut privilégier des méthodes alternatives. Il arrête de donner le traitement, ce qui peut se révéler fatal à l'animal ». On peut se poser des questions sur l'industrie pharmaceutique, et on n'est pas obligé de suivre aveuglément le dogme du « tout chimique » pour son compagnon à quatre pattes, comme pour soi. À condition d'avoir les bonnes informations au moment de faire un choix.

---

1. « Bénéfices et risques de Bravecto®, comprimés à croquer », *Le Point vétérinaire* n° 391, 1er décembre 2018.

Chapitre 13

Face aux antivax de tous poils

Les vétos se trouvent par ailleurs confrontés à un nombre croissant de maîtres remettant en cause la vaccination de leur chat ou de leur chien, en particulier depuis le Covid. Les arguments pêchés sur Internet de ces antivax animaliers sont les mêmes que chez l'humain : injecter une dose serait potentiellement mortel et « on » – les pouvoirs publics, les laboratoires, les vétérinaires – cacherait à la population la gravité des effets secondaires. « Ils vont prendre le cas, réel, d'un animal vacciné et qui est mort deux jours plus tard. Ils vont en imputer la faute au vaccin. C'est l'exemple d'un raisonnement scientifique erroné confondant – volontairement parfois – corrélation et causalité », souligne le docteur Grégory Santaner. Jean-Luc Angot, chef des inspecteurs de santé publique vétérinaire (ISPV), un corps de hauts fonctionnaires chargés entre autres de piloter la sécurité alimentaire et la lutte contre les épidémies animales, estime lui aussi que l'époque est marquée « par un déni de la science, notamment chez les jeunes. Les complotistes diffusent leur discours sur les réseaux sociaux. Il n'empêche, pour ne citer qu'un exemple, que c'est grâce à la vaccination qu'on a éradiqué la rage en France ». Simple. Basique. Cet habitué des cabinets ministériels et des organismes de santé internationaux – rien qui ne lui vaudra la sympathie des antivax – rappelle que le terme de « vaccin » vient d'ailleurs du mot « vache ». « Il a été inventé en Angleterre à la fin du XVIIIe siècle par un médecin pour désigner l'injection du virus de la maladie appelée “vaccine” à un patient dans le but de l'immuniser contre la variole. La vaccine était une maladie qui touchait les bovins, dont le nom vient de *vaccina*, “vache” en latin. Cela montre bien la très grande proximité entre la santé animale et la santé humaine. » À ce sujet, rappelons simplement que la leptospirose, une maladie pour laquelle il est vivement conseillé de faire vacciner son chien, est transmissible à l'homme et potentiellement mortelle.

Les réseaux sociaux et les moteurs de recherche débordent par ailleurs de pages dédiées à des pratiques telles que le magnétisme, les soins énergétiques, la kinésiologie, la naturopathie, etc., à destination des animaux. Que certains en retirent des bienfaits, pas de soucis. La difficulté étant « qu'il y en a des tonnes, derrière lesquelles on ne trouve souvent aucun détenteur de diplôme de docteur vétérinaire. C'est la problématique de toutes les médecines alternatives ou naturelles qui se développent ces dernières années », soupire Corinne Bisbarre, conseillère nationale de l'ordre des vétérinaires. La véto de Gradignan évoque aussi l'ostéopathie, qui a fait l'objet d'un rapport d'évaluation publié en mars 2024 sous l'égide du ministère de l'Agriculture. L'ostéopathie a été reconnue comme acte vétérinaire. À ce titre, seuls les docteurs vétérinaires inscrits au tableau de l'Ordre et les praticiens ostéopathes diplômés, ayant passé avec succès l'examen final leur permettant de s'inscrire au registre national d'aptitude et inscrits à ce titre sur la liste spécifique du tableau de l'Ordre sont autorisés à l'exercer. « L'Ordre, garant de la qualité du service rendu au client, veille ainsi à ce qu'ils aient une formation et des connaissances correctes. Le problème, c'est que certains ne parviennent pas à valider ou ne veulent pas passer l'examen. Ils abandonnent le terme d'ostéopathe, et se présentent sur Facebook en tant que "masseurs", expliquent qu'ils font de la "médecine douce" sans que l'on identifie exactement de quoi il s'agit. Les médecins ont exactement la même problématique. Nous vivons dans une société assez ésotérique, d'où la multiplication des soins de bien-être et d'épanouissement. Il est souvent difficile pour le néophyte de savoir où se trouve la limite entre médecine et soins alternatifs, voire charlatanisme », explique-t-elle.

Ces pratiques sont nées dans les années 1970, mais Internet et les réseaux sociaux ont décuplé leur propagation. « Notamment car ces outils numériques permettent de diffuser très facilement et à moindre coût du contenu et de vendre des formations à distance. Il ne faut pas oublier que tout ça est avant tout un gros business », souligne Didier Pachoud, du Groupe d'étude des mouvements de pensée en vue de la protection de l'individu (Gemppi). Il note par ailleurs la proximité entre ces thérapies et l'antispécisme, la version hardcore du bien-être animal. « Elles se rejoignent autour d'une certaine forme de relativisme. Dans leur conception des choses, l'animal est un être comme nous qui participe au Grand tout. Il y a une sorte de respect indifférencié pour le vivant », précise le spécialiste, en alertant enfin sur les risques de « dérives sectaires » liées par exemple à la communication animale.

Cette « technique » est le dernier avatar du salmigondis New Age auquel les vétos doivent faire face. Concrètement, il s'agit de rentrer en contact et de dialoguer avec un animal par télépathie. Le nombre de pages Facebook de « communicants » proposant à des propriétaires leurs services – payants, bien sûr – en vue d'établir une « discussion d'âme à âme » avec leur bichon ou leur lapin est impressionnant. Pour cela, même pas besoin de se déplacer : il suffit d'envoyer par téléphone une photo de la bestiole. Pas besoin non plus que cette dernière soit vivante : certains télépathes assurent pouvoir échanger avec des animaux défunts. Le docteur Bisbarre se souvient d'une de ses clientes, adepte de cette technique. « Elle avait fait trois séances pour son chien qui avait de réels problèmes de santé. Elle refusait par ailleurs les examens secondaires qui auraient sans doute pu aider à identifier l'origine du mal et à le prendre en charge, ce qui était son droit le plus strict. La personne qui "animait" les séances de communication animale n'a jamais vu le chien et a agi sur photo. Quand j'ai lu le compte rendu des séances, je ne savais pas si je devais rire ou pleurer tellement c'était à des lieues de toute démarche médicale. Le souci, c'est que chaque séance coûte entre 70 et 85 euros et que pour ce prix-là, elle aurait pu financer les examens secondaires nécessaires. » L'autre problème, plus grave, étant que la communication animale peut engendrer des retards dans la prise en charge de l'animal, voire remettre en cause le diagnostic du vétérinaire.

La pratique, qui ne repose sur aucun fondement scientifique, a explosé depuis le Covid. C'est dans l'objectif de mieux comprendre de quoi il retourne que Madeleine Delcourt a testé cette technique controversée. « De plus en plus de propriétaires m'en parlaient, raconte la vétérinaire. Je suis cartésienne, je ne voulais pas juger sans savoir. » Il y a trois ans, sa chienne Duty est mourante. Elle envoie une photo à une cliente convertie à la communication animale, qui lui laisse un message sur son téléphone comme si Duty lui parlait directement. Verdict ? « Vaste couillonnade ! D'un point de vue médical, il n'y avait rien de vrai », raconte Madeleine Delcourt avec son franc parlé belge. Pourtant, lorsqu'elle écoute le message avec ses enfants, la quadragénaire est émue. « D'entendre ma chienne dire qu'elle était très fatiguée, mais qu'elle nous aimait beaucoup moi et les enfants, que je prodiguais de bons soins aux animaux et qu'elle mourrait dans de bonnes conditions, ça m'a touché », reconnaît la véto.

Chapitre 14

Les zoos entre deux feux

Faut-il y voir un « effet véto » ? L'obligation depuis 1989 d'être rattachés à un service vétérinaire a sans nul doute contribué à améliorer l'image des zoos. Les chiffres parlent d'eux-mêmes : en 2020, 67 % des Français estiment que les 250 parcs zoologiques de l'Hexagone ont évolué positivement depuis trente ans, 83 % de nos concitoyens jugeant que les animaux y sont bien traités[1].

« Nos établissements actuels n'ont plus grand-chose à voir avec ceux des années 1960-1970 », rappelle Alexis Lécu, directeur scientifique et responsable vétérinaire du parc zoologique de Paris – le fameux zoo de Vincennes, où s'ébattent sur 15 hectares 3 000 pensionnaires parmi lesquels des rhinocéros, des loups, des lions, et des girafes, les emblèmes du

1. Sondage Ifop pour l'Association française des parcs zoologiques de France, 2020.

lieu. Finie, la période où des bêtes, dont on ignorait si elles avaient été braconnées ou pas, traînaient leur misère derrière des barreaux. Aujourd'hui, les parcs mettent en avant leur rôle dans la conservation des espèces menacées, dans l'éducation à la nature et dans la recherche. Le bien-être animal y fait l'objet d'une attention particulière.

Malgré cela, les zoos déchaînent les passions. Pour les uns, et ils sont de plus en plus nombreux – 24 millions de visiteurs en 2022 selon l'Association française des parcs zoologiques (AFDPZ) contre 21 millions en 2020 –, ces jardins animaliers offrent une occasion unique d'observer de près des espèces exotiques et d'en apprendre plus sur la faune du globe. Pour d'autres, dont la parole prend de l'ampleur, maintenir un être vivant en captivité pour l'exhiber est un business immoral qu'il faudrait à tout prix abolir.

Alexis Lécu, lui, s'est toujours intéressé à cette pratique si particulière de la médecine. « C'est un challenge de passer du reptile au grand fauve, puis au rapace. Il y a aussi toujours une part de risques, il faut sans cesse adapter ses techniques, c'est très stimulant », apprécie le champion de France des anesthésies de girafes, qui a endormi à lui tout seul plus de 150 de ces immenses mammifères. Stimulant aussi d'opérer un requin pour lui retirer un hameçon dans l'abdomen en montant un circuit anesthésique avec de l'eau à la place du gaz…

Pour le vétérinaire, le bien-être de ses patients « fait partie de ses préoccupations premières depuis très longtemps. Un animal sauvage est moins résilient qu'un animal domestique. S'il est hébergé dans de mauvaises conditions, vous pouvez toujours vous échiner à lutter contre telle maladie infectieuse ou inflammatoire, vous n'y arriverez pas. Donc c'est une dimension que l'on intègre dans tous nos gestes ».

Son confrère Antoine Leclerc confirme. Cet ancien de l'école de Maisons-Alfort, diplômé en 2007, dirige actuellement l'équipe de sept vétérinaires et cinq ASV qui veillent sur les 35 000 spécimens du zoo de Beauval. Ouvert depuis quarante ans, ce parc du Loir-et-Cher s'est hissé dans le top 10 des sites touristiques les plus visités de France. Deux millions de personnes ont arpenté ses longues allées en 2022. Une fréquentation portée par les pandas géants, véritables stars dont les naissances – trois depuis 2012 – sont suivies par les médias du monde entier comme s'il s'agissait de la famille royale d'Angleterre.

« Les enclos et ceux des autres animaux sont conçus pour leur permettre d'exprimer leurs comportements naturels, reprend le docteur Leclerc. Pour les primates par exemple, nous avons conçu des modules horizontaux comprenant des agrès afin qu'ils puissent grimper, ainsi que des endroits pour se cacher. » Les cages ont évolué, les enclos sont plus vastes et végétalisés, et reconstituent des biotopes complets, avec plusieurs espèces cohabitant à l'image de leur milieu naturel. La bientraitance implique parfois des choix un peu radicaux. À la réouverture du parc zoologique de Paris en 2014 après six ans de travaux, les visiteurs n'ont pas retrouvé les éléphants. Pour respecter leurs besoins, il aurait fallu leur réserver une place considérable qui aurait cannibalisé le reste des espaces.

À 38 ans, Baptiste Chenet est, entre autres, le chef vétérinaire du parc de Lunaret à Montpellier (Hérault) et, depuis décembre 2021, le référent « bien-être animal » de cet établissement municipal ouvert en 1964. Ce dernier statut a été rendu obligatoire par un décret du ministère de l'Agriculture du 20 décembre 2020. « Ce sont des questions que je me pose depuis longtemps », explique celui qui se souvient encore de la première fois où il a dû intuber un ours polaire – et donc lui mettre la main, profond, dans la gueule. Certes, le plantigrade de 600 kg était endormi. Mais, comme le lui a malicieusement appris son tuteur avec lequel il opérait à ce moment-là : « Une des réactions possibles à l'anesthésie, c'est de claquer des dents. » Moins spectaculaire, le sujet de la coupe des onglons des antilopes a été pour lui l'occasion de remettre en cause ses pratiques dès le début de sa carrière. « L'usage dans certains parcs, c'était de les endormir pour réaliser la coupe quand l'onglon était trop long.

Mais l'anesthésie comporte toujours un risque, c'était loin d'être idéal. Nous avons donc installé une surface abrasive dans l'enclos – du béton – qui use le sabot au fur et à mesure. » Une sorte de pédicure en continu, en somme.

Selon le docteur Chenet, la pression sociétale « force les institutions à poursuivre davantage le travail déjà engagé sur les conditions de détention, la nourriture, etc., ce qui va avoir un impact positif ». La mobilisation des défenseurs des bêtes a eu raison des shows de dauphins et d'orques dans les parcs marins, et des exhibitions de tigres et autres ours dans les cirques itinérants. Suite à la loi contre la maltraitance animale du 30 novembre 2021, ils seront respectivement interdits en 2026 et 2028. Après avoir eu la peau des spectacles de pythons géants au Moulin-Rouge en 2023, PAZ (Projet animaux zoopolis) a aujourd'hui certains zoos dans le collimateur. Parmi eux, la ménagerie du Jardin des plantes, à Paris, où, accuse l'association sur son site Internet, « les animaux sont dans des conditions de captivité déplorables en raison, particulièrement, de la vétusté et de l'exiguïté des installations ». Les militants anti-captivité ont par ailleurs lancé en septembre 2024 une pétition pour demander la fermeture pure et simple du zoo du parc de la Tête d'Or, à Lyon, un lieu fréquenté par 7 millions de personnes par an. « Dans la nature, les singes ont pour habitude de sauter d'arbre en arbre, mais au zoo de Lyon, ils sont dans des enclos minuscules et, pour la plupart, sans accès à l'extérieur – ils peuvent certes voir le ciel à travers une vitre, mais ne peuvent sentir l'air frais sur leur corps. [...] Les panthères de l'Amour tournent en rond dans un enclos, encore une fois ridiculement petit au regard de leurs besoins. Sans parler des girafes, des pandas roux, des loutres, du tapir... tous condamnés à une vie d'enfermement », déplorent-ils dans un texte en ligne qui a recueilli plus de 20 000 signatures en deux mois. Les vétérinaires que j'ai interrogés reconnaissent que tout n'est pas parfait et seraient les premiers à vouloir des enclos XXL et autant d'arbres que nécessaire. Ils contestent en revanche les arguments fallacieux et les vidéos tronquées qui ne montrent que le mauvais côté des choses. À Lyon, la mairie, qui gère le parc de la Tête d'Or, met en avant l'agrandissement des enclos, leur végétalisation et le départ de certains animaux sur des lieux plus adaptés, comme ce fut le cas pour les crocodiles. Ce zoo est en effet un équipement municipal. PAZ le sait et met la pression sur l'édile écolo de la capitale des Gaules, Grégory Doucet, qui déclarait en 2020 que « les animaux n'ont pas leur place dans des enclos ». « Mais une fois élu maire, M. Doucet n'a pas mis en applications ces belles paroles », tacle l'association.

Le sujet devient politique. L'avenir du zoo de la citadelle de Besançon s'est par exemple retrouvé au cœur de la dernière campagne des municipales du chef-lieu du Doubs en 2020, chaque candidat se prononçant pour ou contre la poursuite de son activité. Depuis, la mairie Europe Écologie-Les Verts a lancé une réflexion rassemblant des scientifiques, des experts de la biodiversité, des associations et bien sûr des vétérinaires pour « définir les orientations futures du parc animalier ». Illustration également au parc zoologique du Lunaret, un équipement public appartenant à la mairie de Montpellier. Depuis 2020, il dépend d'Eddine Ariztegui, un élu du parti animaliste, délégué au bien-être animal au sein de la majorité municipale de gauche. Ce dernier a refusé l'euthanasie des 500 chauves-souris déplacées en 2022 de la serre amazonienne du zoo, fermée pour cause d'insalubrité, avec cet argument : « Ce serait totalement anormal que l'on accueille [...] de nouveaux animaux, tout en euthanasiant ceux qui sont déjà présents parce qu'on ne sait plus où les mettre[2]. » Quelques dizaines de spécimens ont été placés dans d'autres établissements. Il a même été envisagé de relâcher les autres en Guyane, mais la demande a été retoquée par la commission

2. « Montpellier : 500 chauves-souris menacées d'euthanasie au zoo de Lunaret », 20minutes.fr, 19 février 2024.

de réintroduction pour cause de risque de pollution sanitaire et génétique. Résultat, les chiroptères de Montpellier vivaient toujours, à l'automne 2024, dans des enclos inadaptés et mal chauffés. C'est ça, le bien-être ?

Un véto m'a raconté retrouver cette « vision très anthropocentrée » parmi certains soigneurs, qui nourrissent et veillent sur les animaux au quotidien. En particulier dans la nouvelle génération. Biberonnés aux vidéos de L214 et aux campagnes antispécistes relayées sur les réseaux sociaux, certains jeunes ont du mal à accepter la mort, même quand la bête souffre. « Ils ne pensent pas au ressenti de l'animal, mais à leurs propres sentiments. C'est symptomatique d'une société qui a évolué dans un sens individualiste. Et dans laquelle l'important c'est ce qu'ils éprouvent, sans tenir compte de l'espèce et du milieu en général », déplore le docteur.

Ce « chacun pour soi » se manifeste également dans les comportements consuméristes qu'observent les vétérinaires de parcs zoologiques chez un nombre croissant de visiteurs. Antoine Leclerc, à Beauval, évoque « ceux qui se plaignent de ne pas voir les animaux, malgré les efforts pour leur offrir des conditions de vie optimales ». On se targue de bien-être animal, mais on ne supporte pas qu'ils aient besoin de se soustraire au regard des humains ou qu'ils fassent la sieste à l'ombre. Cette frange de la population « vient au zoo pour observer les animaux, et ils veulent les observer de près ou prendre des photos avec eux, quitte à escalader les barrières afin de les prendre en photo », souligne à Montpellier Baptiste Chenet, qui a ainsi retrouvé un jeune homme dans l'enclos des rhinocéros ! À Vincennes, Alexis Lécu estime, quant à lui, que le travail pédagogique auprès du public paye. « Quand nous avons réouvert en 2014 après six ans de travaux, les gens nous ont beaucoup reproché de moins voir les bêtes à cause des nouvelles zones de refuge. À force de discuter, d'expliquer, ils ont pris conscience de leur intérêt et nous n'en entendons plus parler. » Le docteur Lécu s'inquiète en revanche de la montée d'une forme de violence jusque dans les allées. « Avant, jamais des visiteurs ne jetaient de cailloux aux animaux, désormais cela arrive régulièrement », regrette-t-il, en colère. À l'heure des vidéos courtes de TikTok, du zapping permanent, et du scrolling à l'infini, bref de la « civilisation du poisson rouge[3] » comme l'appelle Bruno Patino pour caractériser notre époque en mal d'attention, le public – en tout cas une partie – souhaite qu'« en deux secondes, le lion ou le singe soit là, qu'il fasse le beau, qu'il saute, qu'il

3. Bruno Patino, *La Civilisation du poisson rouge*, Grasset, 2019.

menace… Avant de passer au suivant ». Quitte, si ça ne va pas assez vite pour être instagrammable, à balancer une pierre sur une pauvre bête. C'est à se demander qui on devrait enfermer…

Épilogue

Mon immersion chez les vétérinaires s'achève en novembre 2024, après quasiment un an d'enquête. Il fallait bien ça pour comprendre le quotidien de cette profession adorée de nos concitoyens et pourtant largement méconnue. Les hommes et les femmes que j'ai interviewés dans leurs cabinets en Dordogne, en région parisienne, en Mayenne ou dans le Maine-et-Loire, ou bien pendant des dizaines d'heures d'échanges au téléphone, dessinent le portrait d'une société française contrastée. Une France où l'on considère les animaux comme des membres de notre famille, mais où les abandons et les maltraitances ne faiblissent pas. Un pays comptant de plus en plus de végans, et qui cependant se désespère de la disparition de son modèle agricole. Lors de leurs consultations, les docteurs des bêtes côtoient la frange de la population qui peut payer une opération à plusieurs milliers d'euros à son chien comme celle qui préfère sauter des repas plutôt que ne pas pouvoir donner ses croquettes à son fidèle compagnon. La majorité de clients bienveillants et reconnaissants, comme la minorité qui insulte et agresse.

Mais les vétos avec lesquels j'ai échangé ne sont pas ceux de demain. Pour les rencontrer, je me suis rendu à Nantes dans les locaux d'Oniris VetAgroBio, une des quatre écoles nationales vétérinaires françaises. Ce 19 septembre 2024, un soleil radieux éclaire le campus arboré. C'est la rentrée, et les étudiants discutent entre les vastes pelouses, les écuries pédagogiques et le centre hospitalier universitaire. Les étudiantes, plutôt : sur les 972 élèves d'Oniris, plus de 70 % sont des filles, un taux qui ne fait que grimper. J'ai d'ailleurs rendez-vous avec des représentantes de cette nouvelle vague largement féminine : Maëlle et Lola, 24 ans, toutes les deux en sixième et dernière année. Attablées dans la salle des conseils sous un portrait de Claude Bourgelat et un certificat de l'Association européenne des établissements d'enseignement vétérinaire, les jeunes femmes sapées dans l'air du temps – chemisier rouge et pantalon en similicuir pour la première, combinaison en jean et petit tatouage sur le bras pour la seconde – se disent très optimistes pour leur avenir. « Il y a une pénurie de vétérinaires partout, on peut trouver du boulot où on veut », explique Lola, qui ne doute pas de pouvoir intégrer une structure équine comme elle le souhaite l'an prochain. Le déficit de praticiens – il manquait encore entre 800 et 1 000 en 2023 malgré les mesures entrées en application ces dernières années – a placé les nouveaux arrivants en position de force. « On vient nous chercher à la sortie de l'école et on sait que l'on pourra négocier nos conditions de travail », illustre Lola. Les 35 heures et le télétravail sont passés par là. « Les jeunes étudiants souhaitent mieux articuler leur vie professionnelle et leur vie personnelle. Ils ne veulent plus travailler 60 heures par semaine avec des gardes le week-end, contrairement aux générations précédentes », confirme Hervé Pouliquen, le directeur des formations d'Oniris. Ce qui ne veut pas dire que les membres de la génération Z soient feignants. Malgré les difficultés de l'élevage hexagonal et le maillage territorial qui se distend, Maëlle se dirige ainsi vers une pratique en milieu rural, au cul des vaches. « Je préfère le contact avec des propriétaires professionnels. Il reste des bassins d'élevages dynamiques : le Limousin, le Charolais… Et puis, il y a un vrai besoin », estime celle qui a déjà connu les longues heures passées sur les routes de campagne pour se rendre sur les exploitations lors de ses stages dans le Puy-de-Dôme et la Creuse.

Comme une majorité de futurs praticiens, Léa (le prénom a été changé) voudrait, elle, plutôt soigner des animaux de compagnie. À 20 ans, la jeune fille est en troisième année. Elle a intégré Oniris par la filière post-bac, qui permet de devenir vétérinaire en six ans après le baccalauréat, contre sept à huit ans d'études par les autres voies de concours. Une possibilité ouverte en 2021 pour pallier le déficit de vétos et diversifier leurs origines sociales et géographiques. Léa est comme tous ceux de son âge. Née (quasiment) avec un smartphone dans les mains, elle maîtrise les codes des vidéos TikTok et d'Instagram. « Les clients postent des commentaires sur les réseaux sociaux, c'est normal aujourd'hui. Si quelqu'un me met un avis négatif, je tâcherais de lui répondre pour établir dialogue », envisage-t-elle.

Pour la vingtenaire élevée à l'ère des vidéos de L214, le bien-être animal n'est même pas une question. Mais celle qui « spontanément, ne va pas manger de viande » sait faire la différence entre ce qu'elle met dans son assiette et son métier, qui l'amènera peut-être à côtoyer des vaches destinées à finir en steak. « Même si la finalité est l'abattoir, j'aurais à cœur de faire en sorte que l'animal ait la vie la meilleure possible jusqu'à ce moment-là », explique cette membre de « la génération Greta Thunberg ». Oniris, ainsi que les autres écoles, ont même vu apparaître de plus en plus de végans. « Les étudiants sont très très sensibilisés au sort des animaux. Quand ils sont témoins de petites maltraitances lors de leurs stages, ils nous les remontent. Il y a quelques années, certains nous ont dit qu'ils ne voulaient pas aller en abattoir, précise Hervé Pouliquen. Le problème, c'est que l'inspection des viandes fait partie du diplôme de vétérinaire. Végans ou pas, ils doivent obligatoirement y passer. »

Pratiquer l'euthanasie peut être contesté par les plus proches de l'antispécisme. Pas par Léa, qui, même si elle redoute d'effectuer ce geste, « comprend qu'on l'effectue pour soulager les souffrances de l'animal ». Avec un certain retard, l'enseignement s'est mis au diapason de ces évolutions. Les futurs soignants ont des modules sur le ressenti des bêtes, sur l'écoute empathique, ainsi que sur les violences sexistes, le bashing et la souffrance au travail.

Une façon de mieux les préparer à exercer dans une société en pleine mutation. Et d'être à la hauteur du serment que prêtent tous les vétos depuis 1777 : « Avoir à tout moment et en tout lieu le souci constant de la dignité et de l'honneur de la profession vétérinaire. »

Remerciements

Je remercie toutes les personnes m'ayant aidé dans cette enquête, et en premier lieu les vétérinaires qui m'ont accordé du temps pour partager leur expérience et leurs souvenirs. Mention spéciale à Madeleine Delcourt, Estelle Blanchet, Pascal Prélaud et Olivier Pénant pour m'avoir grand ouvert les portes de leurs cabinets.

Un grand merci à Corinne Bisbarre et à l'ensemble du Conseil national de l'Ordre des vétérinaires, au Syndicat national des vétérinaires d'exercice libéral, au Syndicat national des inspecteurs en santé publique vétérinaire, à l'Association vétérinaire équine française, à Oniris Nantes.

Merci à la rédaction du *Parisien Week-End* pour sa confiance.

Merci à Clara Dupont-Monod, mon éditrice, de m'avoir mis sur la piste des vétos et guidé tout au long de la rédaction de ce livre.

Merci à Mehra Amir-Moezzi de m'avoir accompagné dans la dernière ligne droite.

Merci à mon père pour sa relecture bienveillante et néanmoins exigeante.

Merci à ma mère pour ses avis pertinents et pour m'avoir rappelé l'existence des virgules.

Merci à Clara pour son enthousiasme et sa patience pendant les heures passées à la rédaction de ces pages.

Merci à Magali pour son aide matérielle et son soutien affectif. Et pour tout le reste, qui ne tiendrait pas dans un livre.

Table

COMPOSITION ET MISE EN PAGES
NORD COMPO À VILLENEUVE-D'ASCQ

CET OUVRAGE A ÉTÉ ACHEVÉ D'IMPRIMER
SUR ROTO-PAGE
PAR L'IMPRIMERIE FLOCH À MAYENNE
EN FÉVRIER 2025

N° d'impression : 106515
Dépôt légal : mars 2025
Imprimé en France